Yvon Brassard

Apprendre à rédiger des notes d'évolution au dossier

volume 2

quatrième édition

Catalogage avant publication de Bibliothèque et Archives Canada

Brassard, Yvon, 1953-

    Apprendre à rédiger des notes d'évolution au dossier

    4e éd.

    Pub. antérieurement sous le titre: Apprendre à rédiger des notres d'observation au dossier. 1989.

    Comprend des réf. bibliogr. et un index.

    ISBN 978-2-923565-06-4 (v. 1)
    ISBN 2-921180-91-X (v. 2)

    1. Soins infirmiers - Feuilles de soins - Guides, manuels, etc. 2. Dossiers médicaux - Guides, manuels, etc. I. Titre. II. Titre: Apprendre à rédiger des notes d'observation au dossier.

RT24.B73 2006   610.73   C2006-941175-1

Loze-Dion éditeur, 95, rue Saint-Sylvestre, Longueuil (Québec) J4H2W1

Téléphone :	(450) 679-1955
Télécopieur:	(450) 679-6339
Courriel:	lozedion@lozedion.com
Web:	www.lozedion.com

Dépôt légal quatrième trimestre 2006
Bibliothèque et Archives nationales du Québec, 2006
Bibliothèque et Archives Canada, 2006

Imprimé au Canada

Société
de développement
des entreprises
culturelles
Québec

Gouvernement du Québec - Programme de crédit d'impôt pour l'édition de livres - Gestion SODEC.

Nous reconnaissons l'aide financière du gouvernement du Canada par l'entremise du Programme d'aide au développement de l'industrie de l'édition (PADIÉ) pour nos activités d'édition.

PRÉFACE

Voilà déjà plus de quinze ans qu'Yvon Brassard a associé son expérience d'infirmier et d'enseignant à l'idée que la documentation est à ce point importante qu'il faille y consacrer tous les efforts professionnels et l'énergie nécessaire pour écrire sur le sujet.

Son livre s'inscrit dans une préoccupation où l'infirmière joue un rôle de plus en plus important dans la santé de la population. En effet, dans un système en profondes transformations, et devant une complexité accrue des soins infirmiers, on constate que les compétences de l'infirmière sont de plus en plus sollicitées dans un contexte où les besoins de santé de la société sont sans cesse grandissants. Dans cette même perspective, l'adoption de la récente *Loi modifiant le Code des professions et d'autres dispositions législatives dans le domaine de la santé* (2003) va permettre le développement de nouvelles pratiques où l'infirmière est appelée à enrichir son rôle autonome. D'ores et déjà, on sait que les connaissances, habiletés et attitudes, ainsi que la capacité de démontrer son jugement clinique, qui relève de l'unicité de chaque situation souvent difficile et complexe, permettent à l'infirmière d'exercer pleinement son rôle. Une tenue de dossier rigoureuse représente un des aspects de l'exercice professionnel auquel la future infirmière et l'infirmière expérimentée ne peuvent se dérober.

Dans notre pratique quotidienne, des centaines de décisions sont prises *pour* et *avec* les clients que nous soignons. Dans cette optique, choisir relève d'activités reliées à l'évaluation, aux interventions et à la continuité des soins dans des contextes singuliers. Au-delà des décisions et des gestes infirmiers posés, il nous faut consigner des données sur la situation de santé du client, ses réactions à un traitement en cours, l'identification de ses besoins d'apprentissage, le plan des interventions cliniques, l'enseignement, l'administration de médicaments, l'accompagnement de ses proches, etc. Laisser « des traces » de nos actions dans le dossier de chaque client est incontournable ; pourtant, cela représente toujours un réel défi. Quand, quoi, comment écrire ? Questions fréquentes que se posent les étudiantes et les infirmières.

Dans son livre, l'auteur propose divers repères visant à soutenir une tenue de dossier rigoureuse qui reflète l'ensemble de la pratique infirmière en matière d'activités accomplies pour le client, tout en permettant de satisfaire les nombreuses exigences reliées à la documentation en général, tels les notes d'évolution, le plan de soins et le dossier de santé.

Pour ces raisons, le livre d'Yvon Brassard représente sans aucun doute un ouvrage de référence utile pour la future infirmière ou l'infirmière en exercice soucieuse de s'améliorer, pour s'enquérir ou réviser, selon le cas, des principes de base en matière de documentation, ainsi qu'aux diverses exigences cliniques, déontologiques ou juridiques.

L'auteur nous offre le résultat de plusieurs années d'expérience dans l'enseignement au niveau collégial. Son souci de faciliter l'apprentissage aux futures infirmières et à celles qui exercent est une préoccupation bien sentie tout au long de son argumentation. Habilement, il associe la théorie et la pratique tantôt en appuyant ses propos par des références pertinentes et bien documentées, tantôt en l'illustrant d'une situation clinique significative : un client vivant une situation de soins particulière dans laquelle l'infirmière doit intervenir globalement en assurant une tenue de dossier de qualité optimale. De ce fait, le transfert des nouvelles connaissances s'en trouve grandement facilité.

Au moment où l'infirmière doit contribuer à satisfaire des besoins de santé des diverses clientèles soit à domicile, en centre hospitalier ou dans les milieux d'hébergement, et qu'elle doit prendre de plus en plus de décisions tout en répondant aux exigences d'une tenue de dossier rigoureuse, ce document constitue un outil de référence utile à une amélioration continue de la qualité de la documentation. Il apporte un nouvel éclairage sur la question et permet de mieux comprendre tout ce qu'impliquent la rédaction des notes de l'infirmière et une tenue de dossier satisfaisante.

Pour son professionnalisme et son souci de faire avancer la pratique, je félicite Yvon Brassard pour cette œuvre de qualité et pour sa contribution originale à la profession infirmière. Son entreprise courageuse nous permettra, je l'espère, de poursuivre l'amélioration du soin à la clientèle. Le défi est grand, certes, mais il s'inscrit en continuité avec l'historique et l'avancement de la pratique infirmière.

Odette Roy, M. Sc. (inf.), MAP, Ph. D.
Infirmière clinicienne spécialisée
Hôpital Maisonneuve-Rosemont

TABLE DES MATIÈRES

« C'est là qu'est le secret du bonheur et de la vertu – aimer ce qu'on est obligé de faire »

Aldous Huxley

Au doux souvenir des miens

AVANT-PROPOS

Virage ambulatoire, restructuration dans le réseau de la santé et réorganisation des effectifs, suivi systématique des clientèles, gestion d'un épisode de soins, développement des systèmes d'information en soins infirmiers, responsabilités professionnelles toujours plus grandes, reconnaissance fragile et combien nécessaire du rôle de l'infirmière, élargissement du champ d'exercice, plan thérapeutique infirmier. Voilà bien des raisons, déjà connues ou récentes, qui s'ajoutent à la liste des adaptations auxquelles nous sommes soumis au quotidien. L'impact de ces changements continue de se faire sentir sur l'obligation que nous avons d'écrire des notes d'évolution au dossier du client. Le temps, toujours si précieux et qui semble trop souvent manquer, a pu faire en sorte que l'on a fondé beaucoup d'espoir dans l'utilisation de l'informatique. Satisfaction ou déception ? Des méthodes d'organisation des notes, autres que la narration chronologique, se sont répandues pour documenter différemment les soins. Les formulaires d'enregistrement systématique de certaines données se sont multipliés ; on visait ainsi à gagner du temps d'écriture, mais leur validité légale n'échappe cependant pas à des remises en question. Pénurie de personnel qualifié et, disons-le, épuisement de celui déjà en place, listes d'attente dont on ne semble jamais voir la fin, budget équilibré mais toujours insuffisant, formation initiale collégiale et universitaire plus poussée, coupures justifiées ou non mais sévèrement critiquées : autant de sujets actuels qui influencent, consciemment ou non, nos attitudes et comportements professionnels. Chose certaine, ils en alimentent nos préoccupations.

Le rapport infirmier au dossier n'échappe pas à ces considérations. Qu'on s'y adonne avec conscience, soumission ou conviction légaliste, la pertinence, la précision, la concision et la logique de ce qu'on écrit constituent encore et toujours les grandes habiletés à acquérir et à développer constamment. Montrer la situation clinique du client doit sans conteste demeurer le principal souci de l'infirmière quand elle s'acquitte de sa tâche d'écriture. Toute littéraire soit-elle, cette fonction est également révélatrice de la place que nous occupons auprès du client et de la grandeur de notre rôle. Plus que jamais, devrait-on ajouter. Les changements apportés par la *Loi modifiant le Code des professions et d'autres dispositions législatives dans le domaine de la santé* et la *Loi sur les infirmières et infirmiers* ont des répercussions non seulement sur les activités réservées à l'infirmière, mais sur les obligations inhérentes à l'exercice professionnel des soins infirmiers, dont l'inscription des observations au dossier.

À l'instar du premier volume sur l'apprentissage de la rédaction des notes d'évolution, celui-ci s'oriente encore plus sur *comment* écrire le *quoi*. Sa raison d'être ne se justifie que par la motivation à rendre compte de la condition globale du client dans des situations courantes et à faire miroiter le jugement clinique à la base des décisions infirmières, compétence majeure de la pratique professionnelle dans le contexte du troisième millénaire. Même si une partie considérable de cet ouvrage porte sur les méthodes de soins, il ne faudrait toutefois pas y voir un accent privilégié pour l'aspect technique du travail de l'infirmière.

Si ce document réussit à aider l'élève, et pourquoi pas l'infirmière expérimentée, à compléter facilement et pertinemment ses notes d'évolution au dossier, s'il contribue à développer l'intérêt pour améliorer cet aspect de la pratique des soins infirmiers, s'il incite à porter un regard différent sur certaines habitudes ou dispositions mentales face à cette obligation, il aura largement dépassé son but initial.

Yvon Brassard inf., M. Éd., D.E.

INTRODUCTION

Vos premiers stages vous ont permis de vous initier aux fonctions et aux conditions d'exercice de la profession d'infirmière*. Vous y avez sans doute expérimenté des instruments de planification et d'organisation des soins, peut-être même d'évaluation. Dans vos stages actuels et futurs, vous aurez à intervenir auprès de clients** vivant des situations difficiles et parfois compliquées, dans des contextes qui demandent une bonne intégration des différentes considérations de la connaissance de la personne et des collectivités. Source de renseignements indiscutable, vos inscriptions au dossier devront présenter une image de la condition du client, la plus claire possible, et refléter de façon encore plus évidente la qualité de vos interventions professionnelles. En définitive, c'est une autre façon de démontrer votre capacité d'utiliser votre jugement clinique.

Votre compétence à consigner de l'information au dossier est en développement. Le présent guide a pour objectif de vous aider à rédiger des notes d'évolution concernant des aspects courants et plus complexes de la relation de partenariat infirmière-client. Il devrait vous permettre d'intégrer encore plus les notions essentielles de cette fonction importante de la profession que vous avez choisie.

Comme le premier volume, celui-ci contient à la fois des explications et des exercices. À quelques reprises, vous aurez à répondre à des questions en choisissant la réponse qui vous semblera la plus appropriée. En suivant les pages indiquées, les commentaires seront plus adaptés à vos besoins et compléteront les informations données préalablement. Vous aurez également à analyser des situations cliniques, et cela dans le but de vous entraîner à faire une réflexion dirigée. La plupart des exemples étudiés ou proposés sont inspirés de situations réelles.

Passez à l'étude du chapitre I, page 5.

---

* Seul le générique féminin est utilisé, sans aucune discrimination et dans le seul but d'alléger la lecture du texte.

** La *Loi sur les services de santé et services sociaux* utilise le terme *usager* plutôt que *client*. Étant donné qu'il n'y a aucune implication juridique à employer le mot *client*, nous choisissons cette appellation tout au long de ce document pour désigner la personne qui reçoit les soins.

CHAPITRE I

CONTENU DES NOTES D'ÉVOLUTION

But de l'étude de ce chapitre

Aider à sélectionner les informations pertinentes à rapporter dans les notes d'évolution.

Objectif général

Connaître les renseignements importants à consigner au dossier du client concernant des situations courantes.

Objectifs spécifiques

Après avoir complété l'étude de ce chapitre, vous devriez pouvoir :

- décrire sans ambiguïté des manifestations fréquemment observées chez le client : douleur, vomissement, modifications des signes vitaux, toux et état respiratoire ;

- décrire les actions entreprises pour y remédier ;

- décrire les résultats des interventions posées ;

- détailler clairement certaines attitudes du client face à une situation donnée ;

- détailler exactement des comportements du client dans une situation donnée ;

- décrire pertinemment l'autonomie du client dans ses autosoins ;

- écrire des notes pertinentes quand un client présente un problème d'incontinence ;

- consigner des observations utiles remarquées lors des changements de position du client ;

- inscrire correctement les médicaments administrés *per os*, par voies I.M., S.C., I.V., I.R., intravaginale et topique, et les collyres et collutoires, quand il n'existe pas de feuille à cet effet ;

- compléter des notes d'admission, de départ et de transfert.

1.1 Description d'une manifestation

Chaque jour, l'infirmière se retrouve dans des situations de soins où elle doit évaluer la condition clinique d'un client symptomatique d'un problème de santé. Cette évaluation constitue le point de départ d'une démarche systématique de prise de décision pour offrir des soins individualisés. C'est une activité exigeant qu'une recherche de données soit faite exhaustivement. Il ne suffit pas toujours de rapporter une manifestation telle quelle. **Afin de mieux rendre compte de l'état global de la personne, il importe d'être très descriptif.**

La méthode mnémotechnique PQRST est fort utile pour recueillir de l'information complète sur une manifestation clinique. Rappelons ici la signification du sigle[1] :

P	**Provoquer**, c'est-à-dire qu'est-ce qui a causé l'apparition de la manifestation initiale ? **Pallier**, c'est-à-dire qu'est-ce que le client fait pour y remédier ou qu'est-ce qui le soulage ?

Q	**Qualité**, c'est-à-dire une description qualitative du symptôme ; **Quantité**, c'est-à-dire une mesure quantitative du symptôme, en se référant habituellement à une échelle numérique subjective d'intensité, quand cela s'applique.

R	**Région**, c'est-à-dire la localisation exacte du symptôme, s'il y a lieu ; **Irradiation**, c'est-à-dire la précision des autres endroits touchés par le malaise principal, si c'est approprié.

S	**Signes et symptômes associés**, c'est-à-dire les manifestations concomitantes.

T	**Temps et durée**, c'est-à-dire le moment précis d'apparition du symptôme initial et sa durée.

Attardons-nous à quelques manifestations spécifiques.

Douleur

La douleur représente probablement le symptôme le plus fréquemment ressenti par le client. Indice clinique de nombreux problèmes de santé, elle représente un défi constant dans la prestation des soins. Son évaluation constitue une étape cruciale, la première d'ailleurs, pour la traiter efficacement. Malheureusement, elle est trop peu documentée. Une description complète est primordiale si on veut procurer au client un soulagement adéquat. La description au dossier devrait inclure[2-3] (les mots entre parenthèses renvoient aux lettres du sigle PQRST) :

- le type de douleur : *lancinante, pulsative, spasmodique, tensive, sous forme de brûlure, d'écrasement, de serrement, de crampe, de point* (**Q**ualité) ;

- la localisation exacte (**R**égion) ;

- les facteurs précipitants ou aggravants, s'il y a lieu (**P**rovoquer) ;

- la durée, c'est-à-dire depuis combien de temps le client la ressent (**T**emps, durée) ;

- les endroits d'irradiation, s'il y a lieu (i**R**radiation) ;

- l'intensité (**Q**uantité) ;

- les symptômes concomitants, s'il y a lieu : *diaphorèse, pâleur des téguments, modifications des signes vitaux, etc.* (**S**ignes et **S**ymptômes associés) ;

- les mesures analgésiques appliquées (**P**allier) ;

- la réponse du client à ces mesures, c'est-à-dire les effets produits.

ATTENTION ! Il faut se rappeler que la douleur est une sensation **subjective**. L'évaluation de son intensité est également une mesure subjective ; c'est donc le client qui doit la définir.

L'intensité de la douleur peut être évaluée à partir d'instruments comme les suivants :

- Une échelle descriptive (*aucune, légère, modérée, intense, insoutenable*)[4]. L'infirmière évalue l'intensité de la douleur au moment où le client lui en fait part, et celui-ci choisit le terme qui convient le mieux à sa douleur actuelle ;

- Une échelle d'expression faciale (FACES)[5], pour les enfants de trois ans et plus. Les visages représentés expriment l'absence de douleur (*visage souriant*), des mimiques de plus en plus souffrantes allant jusqu'à celle montrant un visage en pleurs (*ce qui fait le plus mal*) ;

- Une échelle numérique de 0 à 10, où le 0 signifie qu'il n'y a pas de douleur et le 10, la douleur la plus intense[6] ;

- Une échelle visuelle analogue (EVA) ou colorimétrique. Le client déplace un curseur sur un camaïeu de rouge, du très pâle au très foncé. Selon son choix, cela signifie qu'il y a absence de douleur pouvant aller jusqu'à la douleur de forte intensité.

Ces mêmes échelles peuvent servir à vérifier les résultats obtenus à la suite des interventions posées. Cet aspect de l'évaluation est d'une importance capitale pour démontrer l'efficacité des mesures analgésiques, que cela corresponde au soulagement recherché ou non. Par ailleurs, le souci de l'infirmière d'assurer un suivi dans la surveillance d'une situation clinique est nettement mis en évidence quand la réponse du client à ce qui lui est prodigué est signalée dans les notes au dossier. En plus de montrer des inscriptions complètes[7], l'évolution de la situation est nettement prouvée.

Voici quelques exemples illustrant une description acceptable de la douleur :

a) « *05:30   Accuse légère céphalée frontale et rétro-orbitaire accentuée par la toux et l'empêchant de dormir. Refuse analgésique.*

Toucher thérapeutique à la tête pendant 5 min.

	06:30	*Dit être partiellement soulagé, mais incapable de dormir. »*
b)	*« 14:00*	*Se plaint de douleur lancinante modérée à la jambe gche, ↑ à la mobilisation.*
	14:10	*Reçoit analgésique per os.*
	15:15	*Se plaint encore de douleur à sa jambe, mais peut circuler c̄ sa marchette. »*
c)	*« 18:30*	*Accuse douleur à 5/10, partie supéro-externe du sein gche, ↑ à la mobilisation du bras et lors des mouvements d'abduction. Pas de masse palpable. Refuse analgésique.*
	19:00	*Dit que sa douleur est ↑ à 7/10.*
	19:10	*Analgésique p.o. donné.*
	20:30	*Dit que sa douleur est ↓ à 4/10. Hésite à bouger son bras normalement. »*
d)	*« 01:15*	*Se plaint de douleur intense sous forme de piqûre à la hanche dr., irradiant à la cuisse. Visage crispé, R 32 haletante, diaphorèse. Ne veut pas changer de position craignant d'avoir plus mal. Dit que la douleur dure depuis plus d'une heure, mais qu'elle n'osait rien demander par peur de déranger.*
	01:25	*Mépéridine I.M. deltoïde dr. Installée en décubitus lat. gche.*
	02:15	*Dit être presque totalement soulagée.*
	03:00	*Semble dormir. »*

Quand on ne sait comment traduire la douleur en des termes plus scientifiques, on la rapporte telle qu'elle a été décrite par le client[8]. Par exemple :

a) *« Décrit ses douleurs généralisées comme une sensation de bouillonnement. »*

b) *« Dit qu'elle ressent une douleur abdominale comme si on essayait de lui arracher les intestins. »*

ANALYSE D'UNE SITUATION CLINIQUE

Monsieur Antoine, 48 ans, est hospitalisé en réadaptation à la suite d'une chirurgie pour prothèse totale du genou droit. Son programme comprend deux séances de physiothérapie par jour, à 9 heures 30 et à 15 heures. Il peut faire de la mise en charge sur sa jambe droite et utilise une canne comme aide technique à la marche. Il prend deux comprimés d'acétaminophène 325 mg 30 minutes avant de se rendre au service de physiothérapie. Tout se passe bien habituellement. Il est confiant qu'il retrouvera une bonne mobilité et, une fois rendu chez lui, il espère pouvoir reprendre ses activités sportives tout en faisant attention.

Ce matin, en se levant du lit, monsieur Antoine a senti quelque chose d'anormal dans son genou. Pourtant, il n'a fait aucun faux mouvement. Il se plaint de douleur : *« comme si j'avais des aiguilles qui me piquaient dans le côté »*, dit-il en montrant la partie interne. *« Ça fait mal jusque derrière le genou »*, ajoute-t-il. L'infirmière constate qu'il n'y a pas d'œdème et que le client n'arrive pas à plier sa jambe à un angle inférieur à 145°. Il évite même de mettre le poids du corps sur sa jambe droite à cause de cela, et grimace quand il marche. Il dit qu'il s'est réveillé à 7 heures 45 avec cette sensation douloureuse. Comme il est 8 heures 30, l'infirmière décide de lui administrer son analgésique d'avance, même si sa rencontre avec le physiothérapeute n'est que dans une heure.

L'infirmière inscrit la note suivante au dossier :

« 08:30 Se plaint de douleur sous forme de piqûre à la face interne du genou droit, s'étendant jusque derrière le genou. Aucun œdème.

Incapable de plier sa jambe à un angle < 145°. Grimace en marchant, évite de faire de la mise en charge sur sa jambe droite.

08:40 Acétaminophène 325 mg 2 co. per os. Dit qu'il n'a pas fait de faux mouvement en se levant du lit et que la douleur dure depuis 45 min.»

Dans cette note, identifiez les informations correspondant à chacune des lettres du sigle PQRST.

Provoquer : *Dit qu'il n'a pas fait de faux mouvement en se levant du lit.*

Pallier : *Acétaminophène 325 mg 2 co. per os.*

Qualité : *Se plaint de douleur sous forme de piqûre.*

Quantité : Aucune donnée sur l'intensité de la douleur.

Région : *... à la face interne du genou droit.*

iRradiation : *... s'étendant jusque derrière le genou.*

Signes et symptômes associés :

Aucun œdème, incapable de plier sa jambe à un angle < 145°. Grimace en marchant, évite de faire de la mise en charge sur sa jambe droite.

Temps/Durée : *La douleur dure depuis 45 min.*

Pour que la note soit complète, il ne manque donc que l'évaluation de l'intensité de la douleur. Dans la chronologie des évènements, il faudra penser d'inclure la vérification des effets de l'analgésique administré, ce qui serait approprié de faire juste avant le départ pour la séance de physiothérapie ou au retour.

RAPPEL IMPORTANT ! On ne peut utiliser le mot *souffrant* pour décrire la douleur ; c'est imprécis. Les +++ ne sont pas descriptifs de l'intensité. Pour situer précisément une manifestation ressentie par le client ou observée objectivement par l'infirmière, vous pouvez vous référer à la page 195 du volume 1.

> **Quel exemple, parmi ceux décrits ci-dessous, répond le mieux aux critères de description de la douleur ?**

a) 10:15   Se plaint de douleur abdominale modérée.

     10:30   Empracet 30 mg 1 co. p.o.

     11:00   Soulagé par la suite.

Passez à la page 14.

b) 19:40   Accuse douleur lombaire à 6/10 irradiant aux 2 jambes.

              Décrit sa douleur comme s'il avait une barre dans le dos.

     19:50   Reçoit analgésique.

     20:45   Se dit partiellement soulagé à 4/10. Marche cambré.

Passez à la page 15.

c) 21:00   Analgésie pour dleur bassin latéral droit et membres droits.

Passez à la page 16.

d) 10:00   Pte refuse de prendre ses pilules. Dit que lorsqu'elle boit ou mange, la douleur ↑. Dit avoir déjà eu des ulcères d'estomac, et que c'est la même douleur. Faciès pâle, ∅ diaphorèse, ∅ irradiation aux bras ou aux mâchoires. Dit que la douleur ↑ ou ↓ si elle mange.

Passez à la page 17.

e) 13:00   Accuse d° sein gche, me dit avoir un point. Je doute que c'est une d° cardiaque, car présente un point costal, donc c'est peut-être pulmonaire.

Passez à la page 18.

Il est important de localiser précisément une douleur. L'abdomen se divise en neuf régions :

1. Hypocondre droit

2. Région épigastrique

4. Flanc droit

5. Région ombilicale

7. Région iliaque droite

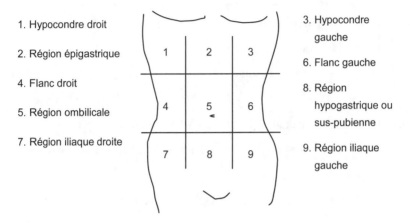

3. Hypocondre gauche

6. Flanc gauche

8. Région hypogastrique ou sus-pubienne

9. Région iliaque gauche

Sur le plan clinique, la signification de la douleur diffère selon la localisation. Pour le médecin, cette donnée précise a une grande valeur diagnostique.

Il faudrait reformuler la note pour la rendre plus claire :

« 10:15   Se plaint de douleur épigastrique modérée. »

ou

« 10:15   Se plaint de douleur modérée à l'hypocondre droit. »

ou

« 10:15   Se plaint de douleur modérée sous forme de point au flanc gauche. »

ou

« 10:15   Se plaint de douleur dans tout l'abdomen. »

Les autres parties de l'exemple sont acceptables. On y retrouve une action posée pour soulager la douleur ainsi que son effet.

Revenez à la page 13 et considérez les autres choix.

Cet exemple répond bien aux critères de description de la douleur. On en connaît le type (*décrit sa douleur comme s'il avait une barre dans le dos*) même si on a utilisé les mots du client, la localisation (*région lombaire*), l'intensité (*6/10*) et une autre caractéristique descriptive (*irradiant aux 2 jambes*).

Habituellement, la médication administrée est enregistrée sur une feuille de *Profil pharmacologique*. En la consultant, il est facile d'obtenir l'information détaillée sur un analgésique puisqu'on y retrouve tous les renseignements concernant les médicaments que le client reçoit. C'est pourquoi il est acceptable d'employer une expression courte comme celle de l'exemple. Cela montre la mesure de soulagement qui a été appliquée.

La note est complétée par le résultat de l'intervention (*dit être partiellement soulagé à 4/10, marche cambré*).

Continuez à la page 19.

Dans cet exemple, la localisation de la douleur est spécifiée, mais ni le type ni l'intensité. Les données informant des effets de l'analgésique administré sont également manquantes. En plus, l'abréviation *dleur* n'est pas reconnue ; il faudrait plutôt utiliser *doul.* ou *dlr,* ou écrire le mot au complet.

Même si le nom de l'analgésique n'apparaît pas dans cet exemple, il est possible de l'identifier en regardant sur la feuille réservée à l'enregistrement de la médication. Dans les services d'urgence, une telle feuille peut être inexistante. Il faut alors détailler les médicaments administrés au même endroit que celui où est décrite l'évaluation par l'infirmière de la condition clinique du client.

Une formulation adéquate de cette note pourrait se lire comme suit :

21:00   *Se plaint de dlr modérée à la hanche droite et aux membres droits. Décrit sa douleur comme si un courant électrique passait de façon intermittente à ces endroits. Dit que la douleur est tolérable. Bouge son bras et sa jambe normalement, ∅ engourdissement. Analgésique administré.*

22:00   *Dit qu'il est soulagé à 75 %.*

23:00   *Semble dormir.*

Il est souvent fort approprié de noter *l'absence* d'un symptôme associé. Dans l'exemple corrigé ci-dessus, la description des manifestations qui accompagnent la douleur est complétée par la mention qu'il n'y a pas d'engourdissement. Comme on précise que le client ressent *un courant électrique*, il devient pertinent d'étoffer la note d'évolution par des observations démontrant que l'infirmière a effectué une évaluation un peu plus poussée de la situation.

Amusez-vous à trouver d'autres formulations pour améliorer cet exemple.

Revenez à la page 13 et faites un autre choix.

Dans cette note, il est facile de déduire l'explication du refus de prendre la médication ; c'est bien. On y constate également la présence de symptômes concomitants à la douleur (*faciès pâle, Ø diaphorèse*) et l'absence d'un signe qui pourrait laisser suspecter une situation plus grave (*Ø irradiation aux bras ou aux mâchoires*). Des facteurs influant sur la douleur de la cliente sont mentionnés (*dit que lorsqu'elle boit ou mange, la douleur ↑; dit que la douleur ↑ ou ↓ si elle mange*).

Cependant, rien ne fait allusion au type de douleur. On peut croire, avec raison, qu'il s'agit d'une douleur épigastrique, mais en est-on tout à fait certain ? Cette ambiguïté pourrait être évitée si on y retrouvait plus d'informations sur la localisation exacte et sur le genre de douleur éprouvée.

Pour que la note soit complète, les mesures de soulagement prises par la cliente ou l'infirmière devraient être ajoutées, de même que le résultat de leur efficacité.

Voici une suggestion de formulation acceptable :

> 10:00   *Accuse douleur épigastrique sous forme de brûlure. Refuse de prendre ses pilules. Dit que la douleur ↑ lorsqu'elle boit ou mange. Quantifie sa douleur actuelle à 5/10. Faciès pâle, Ø diaphorèse, Ø irradiation aux bras ou aux mâchoires. Ne veut pas d'analgésique pour le moment.*

> 10:40   *Dit que sa douleur est à 3/10 après avoir bu 150 ml de lait.*

Revenez à la page 13 et choisissez une autre réponse.

Dans cet exemple, on sait qu'une cliente ressent une douleur au sein gauche, mais on ne sait rien de la localisation exacte. L'abréviation d^o n'est pas convenable, puisque le symbole de degré n'est applicable que pour un degré de température ou d'angle. Rappelez-vous que les abréviations et symboles peuvent être utilisés pour raccourcir les notes, sans que cela nuise à la compréhension juste de ce qui est écrit.

La suite du libellé de la note laisse supposer que l'infirmière s'exerce à faire un diagnostic médical. Cette activité ne fait pas partie de son champ d'exercice. L'hypothèse qu'elle émet peut lui être utile pour rechercher des données plus spécifiques, ce qui est une excellente mesure incitative en soi, mais non pour conclure à l'origine de la douleur ou à sa signification sur le plan médical. Il serait préférable de s'en tenir à une description détaillée du symptôme, comme la correction suivante veut le démontrer :

13:00   *Accuse légère douleur tensive au quadrant supéro-externe du sein gauche, irradiant à l'aisselle et ↑ à l'abduction du bras. Pas de masse palpable. Refuse médication analgésique.*

Retournez à la page 13 et choisissez une autre réponse.

Analgésie contrôlée par le client

Cette forme d'analgésie (ACP ou analgésie contrôlée par le patient) est très répandue dans les unités de soins postopératoires et présente plusieurs avantages par rapport aux injections répétées d'analgésiques. Comme le médicament antidouleur est administré par le client, tout en étant précisément programmé pour diffuser des doses à la demande, l'infirmière doit fréquemment en évaluer l'efficacité. En plus de vérifier le bon fonctionnement de la pompe à perfusion et du site d'insertion du cathéter intraveineux, elle doit noter[9] sur un formulaire d'enregistrement systématique (voir annexe I, n° 9) :

- les caractéristiques de la douleur, telles qu'elles ont été expliquées précédemment ;

- les changements dans l'état mental du client, s'il y a lieu ;

- la condition respiratoire ;

- le nombre de doses administrées ;

- le nombre d'essais ;

- la quantité totale, en milligrammes, d'analgésique reçu.

Si le client présente des réactions adverses à la morphine, il est nécessaire de rédiger une note narrative pour compléter les informations inscrites sur la feuille spéciale. L'exemple qui suit décrit un client après son retour de la salle de réveil à la suite d'une chirurgie pour réduction de fracture de hanche et mise en place de prothèse totale.

« 19:50   *Dit se sentir faible, se plaint d'étourdissement et de vision brouillée ≈ 2 min après s'être administré une dose de morphine. P.A. 80/60, P 62, R 12. Ouvre les yeux à la demande, peut dire où il est, reconnaît son épouse, mais devient somnolent si on arrête de lui parler.*

19:55   *P.A. 76/54, P 58, R 10 superficielle. Somnolent, prend plus de temps pour ouvrir les yeux, marmonne, propos incompréhensibles.*

20:00   *P.A. 84/66, P 64, R 12. Plus réveillé, propos compré-*
hensibles. Demande ce qui lui arrive, dit qu'il "se
sentait partir". Se plaint de douleur lancinante à 6/10 à
la hanche gauche. Ne se sent pas soulagé par la
morphine. Avisé d'attendre avant de se donner une
nouvelle dose de morphine. »

La suite d'une telle note devrait reprendre les éléments de surveillance comme les signes vitaux, l'état de conscience, l'effet du médicament et les mesures palliatives comme l'administration de naloxone (Narcan) si les manifestations présentées s'avèrent des réactions secondaires à l'opiacé (annexe 1, n° 17).

Modifications des signes vitaux

Lorsque des signes vitaux sont pris fréquemment (q. 5, 15 ou 30 min, q.h.), on les inscrit sur une feuille spéciale où on ne retrouve que ce type de renseignements (voir annexe I, n° 2). Il est alors courant de lire *Voir feuille spéciale*. **Un tel renvoi n'est pas nécessaire** puisqu'il faudra s'y référer de toute façon. Cependant, l'infirmière peut résumer l'ensemble des données en une seule observation. Par exemple, pour un client dont les signes vitaux sont vérifiés chaque heure pendant une période de huit heures, on résumerait ainsi :

> *« Pouls varie entre 70 et 100/min, irrégulier. P.A. se maintient entre 124/84 et 140/90. »*

Par contre, si les valeurs sont sensiblement les mêmes, qu'elles varient très peu ou pas du tout, on peut le noter de la façon suivante :

> *« S.V. pris q.h. stables. »*

ATTENTION ! Cette façon de résumer les valeurs des signes vitaux pris fréquemment est acceptable, mais non obligatoire. C'est cependant préférable à l'expression *Voir feuille spéciale* puisque c'est tout de même plus facile de se faire rapidement une idée plus précise de la condition du client.

Tout changement inhabituel sera noté. Parce qu'on devra y accorder une attention particulière, on le détaillera en y incluant les manifestations concomitantes s'il y a lieu, les mesures entreprises, de même que leurs effets.

Exemples

a) « *21:30*   *T° 39,3 °C. Diaphorèse. Boit 250 ml d'eau.*

   21:40   *Acétaminophène 650 mg p.o.*

   22:50   *T° 38 °C, diaphorèse* ↓. »

b) « *03:45*   *Polypnée superficielle à 32/min. O$_2$ par lunettes nasales à 2l/min. Installée en position Fowler haute. Essoufflée quand elle parle.*

   04:10   *Resp. plus profonde à 26/min.* »

c) « *10:00*   *P.A. 190/100. Se plaint d'étourdissement et de légère céphalée temporale bilatérale.*

   10:10   *Adalat PA 10 mg S.L.*

   11:00   *P.A. 160/90.* »

d) « *14:15*   *Pls 105, irrégulier. Dit qu'il s'est senti mal tout de suite après avoir monté des escaliers. Reste couché pendant 20 min.*

   14:35   *Pls 84, irrégulier. Dit se sentir mieux.* »

Toux et état respiratoire

Un épisode de **toux**, à la suite d'une séance d'exercices respiratoires, d'un traitement d'inhalothérapie ou survenant spontanément, se décrit selon les points suivants :

- Le type de toux : *sèche, grasse, productive ou non, rauque, quinteuse, émétisante* ;

- La description des expectorations si la toux est productive : *consistance, couleur, odeur, aspect* ;

- Les signes qui l'accompagnent, s'il y a lieu : *douleur, diaphorèse, utilisation des muscles respiratoires accessoires* ;

- Les facteurs précipitants, s'il y a lieu : *position couchée, exercices,* etc. ;

- Le moment d'apparition, si c'est jugé pertinent : *tôt le matin, après le lever, après les repas, à tout moment.*

Un exemple de note contenant tous ces points pourrait être rédigé de la façon suivante :

« *07:00   Au réveil, toux grasse non productive.*

07:15   Dit qu'il tousse plus en position couchée et qu'il manque d'air. Levé au fauteuil. Boit 300 ml d'eau. Toux productive : expectore des sécrétions muqueuses verdâtres. Se plaint d'irritation de la gorge. »

Dans la description de l'**état respiratoire**, on tient compte :

- du type de respiration : *haletante, stertoreuse, wheezing, orthopnée, Cheyne-Stokes, Kussmaul, tirage* ;

- de l'amplitude respiratoire : *superficielle, profonde ou hyperpnée* ;

- de la fréquence respiratoire : *bradypnée, tachypnée (ou polypnée)* ;

- des autres signes : *battement des ailes du nez, cyanose, voix enrouée, écoulement nasal, douleur thoracique,* etc. ;

- des bruits normaux ou adventices entendus à l'auscultation : *murmure vésiculaire, bruit bronchovésiculaire, râles fins ou crépitants, ronchi, sibilances, frottement pleural,* etc.

Lorsqu'on observe une période d'**apnée**, il faut en préciser la durée. Si le client dit qu'il a de la difficulté à respirer, l'infirmière doit qualifier la **dyspnée** en fonction du caractère de la respiration et du nombre. Encore là, la note d'évolution sera complétée par ce qui a été fait pour tenter de soulager la difficulté respiratoire et le résultat qui s'ensuit.

ANALYSE D'UNE SITUATION CLINIQUE

Monsieur Bing, 62 ans, est d'origine chinoise. Lui et son épouse ne parlent que le mandarin. Une de leurs filles habite avec eux. Elle s'exprime clairement en français, mais elle est absente au moment où l'infirmière visite le client à domicile pour lui administrer des antibiotiques I.V. Il fait une pneumonie. Sa respiration est embarrassée. Il a une toux grasse, et ses expectorations sont de couleur rouille avec des filaments de sang. Il respire à 30 par minute ; l'amplitude est superficielle. À l'auscultation, l'infirmière entend des râles fins au lobe inférieur droit. Au dossier, elle écrit la note suivante :

> « *Resp. embarrassée, tachypnée, toux grasse productive. Présence de râles à l'auscultation.* »

Madame Carmela, 77 ans, est dans un centre hospitalier de soins de longue durée. D'origine italienne, elle parle très peu le français. Elle est en phase terminale d'un cancer pulmonaire. Au début de son service, l'infirmière apprend que la cliente est très somnolente. En entrant dans la chambre, elle constate que madame Carmela a une respiration superficielle qui augmente d'amplitude pour redevenir superficielle. Après cette séquence, la cliente cesse de respirer pour ensuite reprendre le même modèle de respiration. Les ongles des mains et des pieds sont cyanosés, et le faciès est grisâtre. La cliente respire par la bouche et est embarrassée. L'infirmière note alors dans le dossier :

> « *Resp. Cheyne-Stokes c̄ apnée de 15 s. R 10/min. Ongles des pieds et des mains cyanosés. Respire par la bouche, resp. embarrassée. Teint terreux.* »

Puisque l'infirmière ne peut recueillir d'informations subjectives, laquelle des deux notes décrit le mieux l'état respiratoire ?

La note concernant madame Carmela. En utilisant une terminologie claire, il est plus facile de visualiser la condition respiratoire de la cliente. Les données objectives sont précises et décrivent le problème de façon complète.

La note écrite pour monsieur Bing contient des éléments objectifs très pertinents, mais il y manque des précisions importantes. Le mot *tachypnée* réfère à une accélération de la fréquence respiratoire, mais ne la précise pas. Il faudrait donc écrire la note comme suit : *tachypnée superficielle à 30/min*. Comme le client expectore, les sécrétions doivent être décrites : *expectorations rouille c̄ filaments sanguins*. La localisation des bruits entendus à l'auscultation doit être ajoutée : *crépitants fins au lobe pulmonaire inférieur droit*.

Plus la note est descriptive, plus il est facile d'avoir une idée juste de l'état de santé du client.

Vomissements

On décrit les vomissements en spécifiant :

- l'heure ;
- s'ils sont précédés ou non de nausées ;
- la quantité exacte ou approximative ;
- leur caractère quand c'est approprié : *en jet* ;
- leur aspect ou leur composition : *alimentaires, bilieux, fécaloïdes, visqueux.*

Toujours en respectant le même modèle, les interventions posées et les résultats observés feront suite à la description.

Quel exemple correspond le mieux à ces critères ?

a) 08:00   Nauséeux à mon arrivée.

     08:30   Vomit +++ après avoir déjeuné.

     10:00   Boit du thé, le tolère.

Passez à la page 26.

b) 12:00   Mange la moitié de son repas.

     13:00   Vomissement alimentaire en jet $\approx$ 150 ml.

Passez à la page 27.

c) Nausées ON – OFF ce matin. Vomissement biliaire abondant après avoir pris ses médicaments de 10 heures.

Passez à la page 28.

L'exemple *a)* contient des lacunes. Étudions-les de plus près.

08:00 Nauséeux à mon arrivée.

> Est-ce que cela signifie que l'arrivée de l'infirmière provoque la nausée chez le client ? La formulation est plutôt cocasse, n'est-ce pas ? Il vaudrait mieux ne pas l'employer ; l'heure suffit. En écrivant seulement *08:00 Nauséeux*, la note est plus courte. L'infirmière était-elle dans la chambre à 8 heures exactement ? N'était-elle pas en train de recevoir le rapport du service précédent, d'organiser sa journée ou de préparer des médicaments ?

08:30 Vomit +++ après avoir déjeuné.

> Même approximative, une quantité ne doit pas être exprimée en utilisant les +++. Si on ne s'est pas servi d'un contenant gradué, on peut utiliser le mot *environ*, les abréviations *env.* ou *appr.*, ou encore les symboles $\pm$ ou $\approx$. Évidemment, on serait porté à croire que le client a vomi son déjeuner ; ce serait donc un vomissement alimentaire. Pourquoi ne pas le spécifier alors ? La correction de cette partie de note pourrait ressembler à ceci :

08:30 Vomissement alimentaire $\approx$ 100 ml.

10:00 Boit du thé, le tolère.

> Cela indique l'évolution de la situation. Cet élément est donc pertinent.

12:15 Ne mange que le quart de son repas.

> Puisque le problème s'est présenté le matin, il est approprié de mentionner si le client mange au repas suivant afin de montrer qu'une surveillance suivie est faite.

13:00 Aucune nausée.

> L'ensemble de la note respecte ainsi le modèle PIR (volume 1, page 88) (problème ou donnée, intervention, résultat).

Revenez à la page 25 et considérez les autres exemples proposés.

L'exemple *b)* décrit le type de vomissement (*en jet*), dont la caractéristique est qu'il n'est pas précédé de nausées. Il arrive soudainement et se produit avec force.

Il est préférable de mesurer exactement la quantité à l'aide d'un contenant gradué en millilitres. Si on ne le fait pas, on peut donner une approximation *à l'œil*. Bien sûr, ce n'est pas précis. S'il est impossible de calculer la quantité parce que le client a vomi dans la toilette ou sur ses vêtements, on le mentionne :

> *« Vomissement alimentaire en jet sur ses vêtements. Quantité non évaluable. »*

ou

> *« Vomissement bilieux jaunâtre dans la toilette. »*

Passez à la page 29.

L'exemple *c)* est incorrect pour les raisons suivantes :

- Aucune heure n'est spécifiée. Les expressions *Ce matin* et *Après avoir pris ses médicaments de 10 heures* ne précisent pas le moment exact où les observations sont faites ;

- ON – OFF : qu'est-ce que cela veut dire ? Si l'expression est trop souvent entendue, elle n'en est pas plus acceptable. Pourquoi ne pas utiliser le mot *intermittent*, qui réfère à ce qui s'arrête et reprend par intervalles, qui est discontinu ou irrégulier ?

- La vésicule est *biliaire*, mais un vomissement est *bilieux* ;

- Le qualificatif *abondant* est interprétable et imprécis. Il est impossible d'avoir une compréhension commune de la quantité d'un liquide en employant ce mot.

Pour que la description de la manifestation soit acceptable, elle pourrait être rédigée ainsi :

09:00   *Se plaint de nausées intermittentes.*

10:10   *Vomissement bilieux de 50 ml après avoir pris ses médicaments.*

Dans un tel exemple, l'infirmière devrait vérifier si les médicaments se retrouvent dans le vomissement. Si c'était le cas, elle aurait à le spécifier dans les notes ou indiquer la raison pour laquelle le client ne les a pas repris, sur la feuille de profil pharmacologique.

Revenez à la page 25 et faites un autre choix.

En résumé, on retiendra que toute manifestation doit être décrite en utilisant le vocabulaire scientifique ou les propos du client. Elle doit être notée le plus précisément et le plus clairement possible. Voici plusieurs autres exemples :

a) « Œdème à godet aux deux pieds. Circonférence des chevilles : 19 cm à droite, 20 cm à gauche. »

b) « Pied gauche cyanosé et froid. »

c) « Phlyctène de 8 cm de diamètre au mollet droit, contenant du liquide rosé. Jambe droite violacée, orteils noirs. »

d) « Urine de couleur acajou, nauséabonde. »

e) « Se plaint de brûlure à la miction. »

f) « Dit ressentir des fourmillements dans les jambes. »

g) « Urine trouble $\overline{c}$ filaments sanguins et sédiments brunâtres. »

h) « Ecchymose bleuâtre de 5 cm × 3 cm au coude droit. »

i) « Flatulence, incapable d'évacuer les gaz. »

j) « Se plaint de douleur épigastrique. »

k) « Dysarthrique. »

l) « Xérostomie. »

etc.

Pour les points non mesurables, il est permis de se servir des adverbes et des symboles comparatifs à condition que le point de comparaison apparaisse dans la note. Par exemple :

a) « Œdème palpébral > à droite qu'à gauche. »

b) « 16:20   Sonde vésicale draine de l'urine rosée.

18:50   Urine moins rosée. »

c) « 04:05   Cyanose des extrémités.

05:00   Cyanose plus prononcée. »

1.2 Attitudes et comportements

Dans les *Perspectives de l'exercice de la profession d'infirmière*[10], on présente les principes qui sous-tendent les énoncés descriptifs des différents aspects de la pratique infirmière : partenariat infirmière-client ; promotion de la santé ; prévention de la maladie, des accidents et des problèmes sociaux ; processus thérapeutique ; réadaptation fonctionnelle ; qualité de vie et engagement professionnel. On peut y lire, entre autres, que *tout client est responsable de sa santé ; qu'il aspire à la santé et au bien-être ; qu'il peut être exposé à des risques liés à son état de santé, à des habitudes de vie, aux transitions de la vie ou à l'environnement ; que lorsqu'il apprend le diagnostic associé à son problème de santé, il a besoin d'être soigné, traité, renseigné, rassuré et réconforté ; que lorsqu'il fait face à certaines limites consécutives à une maladie ou à un accident, il peut accroître son répertoire personnel d'autosoins et améliorer son bien-être en fonction de ses capacités ; qu'il vise une qualité de vie optimale et qu'il a droit au respect de ses valeurs*[11]. Une expérience donnée peut modifier les attitudes et comportements d'une personne en bonne santé, a fortiori pour l'individu malade. La maladie, l'hospitalisation, l'environnement, l'annonce d'un diagnostic grave, la perte d'une fonction, des changements dans les habitudes de vie sont autant de situations susceptibles d'entraîner des modifications du comportement habituel. Il est important de les rapporter dans les notes d'évolution **quand leur impact est majeur**. Si c'est le cas, l'infirmière aura donc à intervenir de manière plus spécifique pour aider le client à mieux passer à travers ces étapes de vie.

Les changements de comportement sont très souvent observés par les infirmières, mais rarement notés dans le dossier. Pourtant, ce sont des faits descriptifs de la condition psychologique du client, au même titre que la dyspnée l'est pour l'état respiratoire. N'oublions pas que la personne est un tout indivisible, unique et en devenir[12]. De surcroît, ces informations peuvent traduire des problèmes infirmiers et mettre l'infirmière sur des pistes d'interventions particulières, tout en fournissant des renseignements utiles pour mieux connaître et comprendre le client dans ce qu'il vit. Ici également, il faut se poser la question de la pertinence du comportement à décrire et faire appel à sa capacité de juger cliniquement de la valeur de ces observations.

Une **attitude** est une disposition à l'égard de quelqu'un ou de quelque chose. C'est un état d'esprit, un ensemble de jugements et de tendances qui pousse à un comportement[13] : attitude hostile, indifférente, méfiante, agressive ou amicale. Elle renvoie à un sentiment et se traduit par le comportement. Elle a forcément une connotation subjective.

Le **comportement** est un ensemble de réactions observables objectivement[14] : poser sans cesse les mêmes questions ou ne pas en poser du tout, rester à l'écart des autres personnes, critiquer constamment les soins reçus, faire le va-et-vient dans le corridor, pleurer, répéter les mêmes propos, crier, rire de façon exacerbée, lancer des objets, pianoter, se mordre les lèvres, se ronger les ongles, détourner le regard, etc.

ATTENTION ! Les personnes significatives pour le client jouent souvent un rôle déterminant sur son bien-être ; elles participent à son expérience. Il ne faut toutefois pas tomber dans le piège de décrire leurs réactions plutôt que celles du client. Dans une perspective d'approche globale, on peut arriver à montrer qu'elles font partie intégrante d'une situation de soins. Encore une fois, c'est le contexte qui le justifiera.

ANALYSE D'UNE SITUATION CLINIQUE

Monsieur Damien, 72 ans, a été opéré pour exérèse de tumeur cérébrale. Malheureusement, il est en phase terminale, la tumeur étant trop envahissante. Son épouse et sa fille unique, de 40 ans, viennent le visiter chaque jour, passant même une grande partie de la nuit à son chevet. Tous sont au courant de l'issue de la maladie. Cependant, les proches de monsieur Damien se font difficilement à l'idée de le perdre dans un avenir plutôt rapproché. L'infirmière démontre de la compassion devant cette situation et écrit les notes suivantes au dossier du client :

« Fille pleure ++, dit qu'il n'y a que des mauvaises nouvelles pour son père et qu'elle a peur. Famille pose des questions +++ sur l'état du patient. Se disent découragées par la nouvelle qu'elles ont eue aujourd'hui. Écoute active faite, et répondons à leurs questions. »

Cette note aide-t-elle à comprendre la réaction de monsieur Damien face à sa propre situation ?

Non. On apprend que la famille immédiate est grandement affectée, mais on ne sait rien de ce que vit le client. Pourtant, c'est de lui dont il devrait être question.

L'infirmière est-elle justifiée de documenter les réactions des proches puisqu'elle est intervenue pour leur procurer un certain réconfort ?

Non. Même si elle considère les personnes significatives pour le client dans son approche et qu'elle est soucieuse de leur bien-être psychologique, elle n'a pas à décrire leurs émotions. Après tout, **le dossier doit montrer l'évolution de la condition de monsieur Damien, pas celle de son entourage.** La réaction du client face à la réaction de ses proches serait beaucoup plus pertinente.

Voici quelques exemples où la réaction du client est décrite tout en considérant la réaction des personnes de son entourage. Vous constaterez que les formulations mettent prioritairement l'accent sur la façon dont le client compose avec les comportements des autres.

a) Pour une cliente qui ne veut pas subir un triple pontage coronarien :

   « Refuse d'être opérée même si son conjoint tente de la convaincre. Se fâche devant son insistance. Dit qu'elle a trop peur de l'anesthésie et que personne ne décidera pour elle. »

b) Pour un client se présentant à l'urgence à la suite d'une mauvaise chute à la maison et qui attend d'être vu par le médecin depuis plusieurs heures :

   « Exprime son malaise devant l'agressivité de son fils qui menace de faire une plainte. Devient tendu quand son fils critique ouvertement les soins et le personnel. Dit qu'il craint d'être négligé à cause de cela. »

c) Pour un client en phase terminale d'un gliosarcome cérébral :

   « Dit être attristé de voir sa fille et son épouse pleurer chaque fois qu'elles viennent le visiter et ne pas comprendre qu'elles font semblant de ne pas être au courant de l'issue de sa condition. »

d) Pour une fillette de neuf ans atteinte de leucémie :

   « Dit qu'elle en a assez de se faire traiter en bébé par ses parents. »

e) Pour une dame âgée dyspnéique, porteuse d'une trachéotomie, souffrant de polyradiculonévrite et ayant peur de mourir :

« Fait claquer ses dentiers dès qu'on s'éloigne de son lit, pleure quand son mari nous fait des reproches. »

Dans un contexte réel, nous aurions évidemment plus de détails. Il faut retenir que les sentiments du client doivent occuper la première place quand on choisit de les mentionner au dossier. Dans les exemples précédents, les réactions de l'entourage sont sous-jacentes, mais l'accent est principalement mis sur l'impact qu'elles ont sur le comportement de la première personne concernée. On a tout de même une idée plus générale de la situation globale, et les éléments retrouvés nous aident à mieux comprendre ce que le client vit et comment il y fait face.

Quel exemple décrit le mieux une attitude ou un comportement d'un client ?

a) 11:45 S'impatiente dès qu'il échappe ce qu'il prend avec sa main paralysée. Se fâche et ne veut pas qu'on ramasse à sa place ce qu'il vient d'échapper.

Passez à la page 34.

b) 19:30 Collabore très bien à tous les soins. Pas de plainte formulée. Converse facilement avec ses visiteurs. Humeur agréable.

Passez à la page 35.

c) 20:30 Pte semble déprimée, très négative. Regarde la télévision dans sa chambre durant la soirée avec son écouteur pour ne pas faire de bruit.

Passez à la page 36.

d) 14:00 Se sent devenir folle. Anxieuse. Manque de lucidité.

Passez à la page 37.

L'exemple *a)* décrit les réactions psychologiques d'un client qui présente une paralysie d'une main. On y souligne une attitude d'impatience qu'on appuie d'observations du comportement. On pourrait éventuellement déduire, à la lecture d'une telle description, que le client n'accepte pas d'être limité dans son autonomie à cause du changement de sa condition physique.

Que pensez-vous maintenant de la description de ces comportements et de ces attitudes ?

> « *Méfiant quand il prend ses médicaments : compte le nombre de comprimés à plusieurs reprises avant d'accepter de les prendre, demande chaque fois à quoi ils servent et vérifie, avec insistance, si on ne s'est pas trompé de personne.* »

> « *Se dévalorise quand elle parle d'elle-même : explique qu'elle n'est bonne à rien, que tout le monde est meilleure qu'elle. Dit que le personnel ne veut pas lui parler et qu'on la néglige. Ajoute qu'elle se sent rejetée et qu'elle n'a rien fait pour cela.* »

> « *A tendance à se culpabiliser quand il parle de sa paralysie : s'excuse à propos de tout, dit qu'il cause du trouble à sa famille et que Dieu l'a puni. Frappe sa jambe paralysée avec ses poings.* »

Dans ces exemples, vous aurez remarqué les comportements observables qui nous incitent à conclure à de la méfiance, de la dévalorisation et de la culpabilité. Plus les observations sont descriptives et précises, plus elles aident à identifier correctement les problèmes infirmiers que le client présente. Les mots *hostile, agressif, non coopérant, difficile, manipulateur* ou *exigeant* peuvent suggérer une perception négative du client et démontrent un manque de respect de la part de l'infirmière[15].

Continuez à la page 38.

Analysons les différentes parties de ce bloc d'observations.

Collabore bien à tous les soins.

Si c'est un comportement habituel, ce n'est pas pertinent de le noter. Si le client ne participait pas à ses autosoins avant et qu'il s'implique davantage maintenant, il vaut mieux décrire ce qu'il est capable ou incapable de faire. On serait renseigné sur ses capacités à accomplir des activités. Que veut dire le mot *bien* ?

Pas de plainte formulée.

C'est une expression stéréotypée, vide de sens, qu'on lit souvent quand les infirmières ne savent pas quoi écrire. Si le client se plaignait d'un malaise durant le service précédent, et que ce n'est plus manifeste actuellement, il est préférable de noter qu'il ne se plaint plus de douleur ou qu'il dit être soulagé, par exemple.

Converse facilement avec ses visiteurs.

Il peut être pertinent de noter les réactions du client envers ses visiteurs, comme nous l'avons expliqué précédemment. Mais la plupart du temps, comme dans ce cas-ci, c'est une observation inutile.

Humeur agréable.

Tant mieux pour tout le monde. C'est si agréable d'être avec des gens... agréables. Si la note veut dire que le client est toujours de bonne humeur, à quoi bon le mentionner ? S'il était agressif auparavant, pourquoi ne pas écrire qu'il ne l'est plus, en détaillant les comportements observables qui nous le prouvent ? Cela montrerait un changement.

Revenez à la page 33 et répondez à nouveau à la question.

Dans l'exemple *c)*, on retrouve bien des attitudes (*semble déprimée, très négative*) et un comportement (*regarde la télévision dans sa chambre*). Pourtant, les notes comportent des lacunes. Critiquons-les.

Pte semble déprimée...

Il n'est pas nécessaire de commencer par l'abréviation *Pte* puisqu'il est évident qu'on parle d'elle : c'est son dossier.

On n'utilise pas le terme *déprimée* sauf si c'est le contenu des propos de la cliente. La dépression est un problème psychologique sérieux qui ne se reconnaît pas dans un seul propos.

Soyez affirmative dans vos notes ; le mot *semble* laisse toujours planer un doute. On ne devrait pas s'en servir, sauf dans l'expression *semble dormir.*

Très négative.

Comment une infirmière peut-elle arriver à quantifier le négativisme de quelqu'un ? En décrivant les manifestations observables. Sinon, que veut dire *être négatif* ?

Regarde la télévision dans sa chambre durant la soirée avec son écouteur pour ne pas faire de bruit.

En quoi ce comportement est-il relié à l'attitude identifiée ? Trouvez-vous qu'il est pertinent de le mentionner ?

Revenez à la page 33 et répondez à nouveau à la question.

L'exemple *d)* n'est pas descriptif. Ce ne sont même pas des observations comme telles. Posez-vous la question suivante pour le réaliser :

Sur quoi se base-t-on pour dire que la cliente...

se sent devenir folle ?	Le dit-elle expressément ? Si oui, rapportez ses propos.
est anxieuse ?	Les manifestations de l'anxiété sont observables objectivement : tremblements ; maladresse des mouvements ; augmentation de la fréquence cardiaque, de la pression artérielle, de la respiration ; perturbation du sommeil et de l'appétit, etc. La personne peut la verbaliser très clairement.
manque de lucidité ?	Est-elle désorientée dans les trois sphères ? Tient-elle des propos incohérents ? Présente-t-elle des signes de déficit cognitif ?

Que dites-vous de cette formulation ?

« 14:00 Dit : "Laissez-moi pas seule, j'ai peur de devenir folle." Dit être anxieuse. P 112, R 30, diaphorèse au visage, mains moites, tremblements des mains, voix chevrotante, resp. haletante. Orientée dans les trois sphères, propos cohérents. »

Revenez à la page 33 et faites un autre choix.

37

ANALYSE D'UNE SITUATION CLINIQUE

Élyse a 10 ans. Elle est atteinte de leucémie. À cause des antinéoplasiques qu'elle reçoit, elle a perdu ses cheveux. Elle parle facilement de sa situation, mais elle confie à l'infirmière qu'elle trouve que ses parents la traitent comme un bébé. Elle sait que sa maladie est grave et elle veut profiter des petits plaisirs qu'elle peut avoir.

Élyse a vraiment très peur des piqûres. Malheureusement pour elle, il a fallu réinstaller son soluté. Malgré les mesures prises pour qu'elle ressente moins de douleur, elle crie, s'agite dans son lit, frappe le matelas avec ses pieds et ses mains, pleure et est presque incapable de parler. Elle se calme quand on lui parle doucement, mais elle est extrêmement tendue au moment précis où on la pique. Comble de malchance, l'infirmière n'a réussi qu'à la deuxième tentative.

Lors de leur dernière visite, les parents d'Élyse étaient constamment autour d'elle. Avant qu'elle le demande, ils lui offraient un verre de jus, un jouet ou lui proposaient de la conduire à la salle de jeux, de regarder la télévision ou de lui lire une histoire. Ils vérifiaient sans cesse son cathéter intraveineux. Devant autant de prévenance, la fillette s'est fâchée et leur a lancé son jouet en disant : « Laissez-moi tranquille, je ne suis pas un bébé. »

L'infirmière écrit la note suivante : *« N'aime pas qu'on la pique. Pleure quand on installe le soluté. Ses parents la traitent comme un bébé. »*

Cette note est-elle acceptable ? Justifiez votre réponse.

Non. Elle ne décrit pas le comportement d'Élyse. On n'observe pas que quelqu'un *n'aime pas* quelque chose à moins qu'il l'exprime spécifiquement. Telle qu'elle a été formulée, la note pourrait concerner n'importe quel enfant. La remarque sur les parents est teintée d'un jugement méprisant.

Comment pourrait-elle être mieux formulée ?

Reprenons les faits tels qu'ils ont été retrouvés dans la situation :

« Au moment de réinstaller le soluté, crie, s'agite dans son lit, frappe le matelas avec ses pieds et ses mains, pleure, presque incapable de parler. Se calme quand on lui parle doucement. Tendue quand on la pique. »

> « *Se fâche quand ses parents lui manifestent une attention constante ou quand ils devancent ses demandes. Leur lance un jouet. Dit : "Laissez-moi tranquille, je ne suis pas un bébé."* »
>
> L'accent est mis sur la réaction d'Élyse par rapport aux réactions de ses parents.

1.3 Autosoins

Les autosoins sont définis comme la *capacité d'une personne (famille, groupe ou collectivité) d'accomplir les activités qui répondent le mieux à ses besoins de santé ainsi qu'à ceux de son entourage*[16]. L'évaluation des capacités du client devient donc un aspect important pour déterminer le type d'aide à lui apporter. Les moments des repas et de la toilette quotidienne, les déplacements et l'habillement sont autant de moments privilégiés pour recueillir des renseignements précieux. La description de ce qu'il est **capable** ou **incapable** de faire revêt un intérêt particulier puisque cela renseigne sur son degré d'autonomie.

Hygiène personnelle

Il est de pratique courante de noter que les soins d'hygiène ont été prodigués. Comme il est implicite que l'infirmière voit à ce que le client les reçoive, elle n'est pas obligée d'en faire mention dans ses notes. Omettre de le spécifier ne signifie pas qu'ils sont considérés anodins ou non faits. Plusieurs formulations montrent l'évaluation des capacités du client lorsqu'il s'adonne à cette activité :

a) Pour un client atteint de bronchopneumopathie obstructive chronique :

> « *08:45   Doit prendre son O_2 pour arriver à faire sa toilette. Prend 50 min pour se laver au lavabo. Essoufflé par la suite, dit que ça le fatigue beaucoup.* »

b) Pour une cliente souffrant d'angine de poitrine :

> « *09:10   Ø de douleur thoracique après avoir pris une douche. Pouls régulier, Ø tachycardie, Ø palpitations.* »

c) Pour un client hémiplégique du côté droit à la suite d'un accident vasculaire cérébral :

« 09:30   *Peut laver son bras droit et le thorax lors du bain au lit. Incapable de fermer sa main droite.* »

d)   Pour une cliente souffrant d'arthrite rhumatoïde sévère :

« 09:30   *Ne peut tordre une débarbouillette. Peut laver le haut du corps, incapable de se pencher pour se laver les pieds.* »

De telles descriptions sont beaucoup plus utiles pour mieux connaître le client, suivre son évolution, identifier des difficultés et orienter le choix d'une approche infirmière.

Alimentation

Pour ce point également, il s'agit de noter des observations pertinentes, éloquentes de la condition du client. Il n'est pas obligatoire d'écrire qu'il *s'alimente bien* ou qu'il *mange tout le contenu de son plateau* si c'est habituel pour lui. Si l'infirmière juge nécessaire de faire une note sur la quantité et la qualité de l'alimentation, elle peut utiliser des formulations comme les suivantes :

a)   Pour un client qui recommence progressivement à manger :

« *Mange le 1/3* (ou *1/2* ou *1/4*) *de son repas* (ou *du plat principal*). »

« *Ne prend que les liquides.* »

« *Mange tout son repas.* »

b)   Pour un client qui présente une perte d'appétit :

« *Ne mange pas.* »

« *Boit la moitié d'un verre de jus et mange le quart de la soupe.* »

Le degré d'autonomie peut se détailler ainsi :

a)   « *Mange seul.* »

b)   « *Incapable d'ouvrir les contenants, de tenir ses ustensiles, de couper ses aliments, de tenir un verre.* »

c)   « *Capable de manger seule si on coupe ses aliments.* »

d)   « *Ne peut couper ses aliments, mais capable de les amener à la bouche avec les ustensiles adaptés.* »

e) *« Capable de tenir son verre, mais le renverse. »*

f) *« Peut manger seule, mais prend 45 min pour le faire. »*

Dans le cas où le client suit une diète, il n'est pas recommandé de le noter. On ne notera que les indices de non-observance ou les situations inhabituelles.

a) Pour un client ayant des plaies, qui ne respecte pas sa diète riche en protéines :

> *« 17:00   Ne boit que ses liquides au souper, mais mange 2 barres de chocolat. »*

b) Pour une cliente diabétique sujette à des variations de glycémie :

> *« 08:15   Ne boit que son café.*
>
> *11:50   Mange sa soupe et le 1/4 de son plat principal. »*

> **Lequel des exemples suivants décrit le plus pertinemment la progression dans la reprise de l'alimentation ?**

a) 08:15 Boit 2 gorgées de café, mange 3 bouchées de rôties de pain brun $\overline{c}$ confiture.

  11:45 Mange une tranche de pain beurrée, 2 morceaux de patates, pas de légumes, la moitié de sa viande, ne mange pas de dessert : 1/2 cabaret.

  17:15 Mange tout le contenu de son cabaret.

Passez à la page 42.

b) 08:30 Mange 1/2 des céréales, boit 50 ml de lait.

  12:15 Mange toute sa soupe, 1/2 portion du mets principal. Tolère.

  17:30 Mange tout son repas.

Passez à la page 43.

L'exemple *a)* décrit de façon beaucoup trop détaillée ce que le client mange. Il n'est pas nécessaire de préciser exactement le nombre de gorgées ou de bouchées. Dans certains cas, un bilan alimentaire peut être demandé. Il faut alors être très précis dans la description de l'alimentation puisque ces informations seront d'une grande valeur pour la diététiste. La quantité exacte et le type d'aliments pris seront notés sur une feuille spéciale plutôt que sur la feuille de notes d'évolution de l'infirmière.

L'expression *mange tout le contenu de son cabaret* est risible quand on s'y attarde, de même que *1/2 cabaret*. Il est évident que le client mange les aliments contenus dans son plateau, et non le contenu du plateau lui-même. Un *cabaret* est un débit de boisson, une taverne, un établissement de spectacle où l'on peut consommer des boissons, dîner, danser (c'est le dictionnaire qui le dit !).

Si on doit effectuer une mesure des liquides ingérés et excrétés, le calcul sera inscrit sur la feuille même de dosage, sans qu'une mention ne soit faite dans les notes. On évite d'écrire *dosage : voir feuille spéciale*. Pourquoi indiquer au lecteur l'endroit où consulter ces informations ? Toute infirmière sait quelle feuille regarder pour avoir de tels détails.

Revenez à la page 41 et répondez à nouveau à la question.

En effet, l'exemple *b)* est plus pertinent, car il ne décrit pas exagérément la reprise de l'alimentation. De même, on note la tolérance du client par rapport à ce qu'il mange. C'est un indicateur de sa réaction à cette activité.

Ne trouvez-vous pas que l'expression *mange tout son repas* est mieux choisie que *mange tout le contenu de son plateau* ?

N'oubliez pas que si le client s'alimente bien ou peu, **et que c'est habituel pour lui**, il n'est pas convenu de le noter. Par contre, ce qui est exceptionnel dans sa situation inspirera le contenu de vos écrits : il ne mange pas alors qu'il mangeait bien, ou vice versa ? Il prend des aliments qui lui sont défendus ? Il ne mange que la nourriture apportée par ses visiteurs, sans respecter ses restrictions ? Il dépasse la quantité de sa limite liquidienne permise ? Il mange seul alors qu'il avait besoin d'assistance auparavant ? Il est incapable de mastiquer et s'étouffe moins avec les liquides ? etc. Voilà autant de points qui peuvent inspirer votre recherche d'observations pertinentes.

Passez à la page 44.

Déplacements

L'infirmière peut observer plusieurs points révélateurs de l'autonomie du client lorsqu'il se déplace. Elle peut obtenir de bons renseignements sur son équilibre, sa démarche, ses mouvements, sa préhension et sa tolérance. Voici quelques formulations illustrant ces points :

a) **Degré d'autonomie :**

   « Marche seule, sans aide technique. »

   « Incapable de se lever du lit sans aide, mais se déplace seul une fois debout. »

   « Circule avec sa marchette, la pousse au lieu de la soulever. »

b) **Équilibre :**

   « Cherche à saisir les objets parce qu'il est déséquilibré. »

   « Penche d'un côté lorsqu'il est assis. »

   « Vacille lorsqu'elle marche. »

c) **Démarche :**

   « Boite quand elle marche. »

   « Démarche chancelante. »

   « Festination. »

   « Marche courbé. »

   « Se tient aux meubles quand il se déplace dans sa chambre. »

   « Se traîne les pieds. »

d) **Mouvements :**

   « Gestes hésitants. »

   « Tremblements des mains. »

e) **Préhension :**

   « Incapable de tenir un ustensile. »

   « Ne peut saisir son crayon. »

   « Incapable de fermer la main pour prendre son savon. »

f) **Tolérance :**

   « Dit éprouver de la fatigue quand il se rend à la toilette. »

   « Essoufflé après avoir marché dans le corridor. »

   « Se plaint d'étourdissements quand il prend son bain. »

   « Dit qu'il a des palpitations quand il circule dans sa chambre. »

Ne vous limitez pas à ces exemples pour décrire les déplacements du client ; bien d'autres illustreraient sa condition. Retenez que l'important est d'arriver à trouver les bons mots qui décrivent sans équivoque une situation.

Quelle formulation décrit le mieux la démarche d'un client ?

a) Circule bien normalement.

Passez à la page 46.

b) Marche à petits pas, dos courbé, se traîne les pieds.

Passez à la page 47.

c) Circule pour toilette sous supervision PRN, dans sa chambre et dans le corridor avec son fils. Démarche raide, mais pt coopère bien.

Passez à la page 48.

d) Marche dans le corridor avec sa fille. Se tient à la rampe. Utilise sa canne et sa marchette sous surveillance.

Passez à la page 49.

Cette formulation est ambiguë. Est-ce que *normalement* le client circule bien ? Est-ce habituel pour lui de *bien circuler* ? En ajoutant le mot *normalement*, veut-on mettre encore plus d'accent sur le fait qu'il *circule bien* ? Que cherche-t-on à exprimer exactement ? Est-ce évident qu'il circule bien d'habitude ?

Que veut dire l'expression *circule bien* ? Doit-on l'employer quand on veut dire que la personne marche comme si elle n'avait aucune difficulté, comme quelqu'un en parfaite santé ayant une démarche solide, n'utilisant aucune aide technique, respectant la mécanique de déplacement, les mouvements des bras coordonnés avec les pieds ? Si tel est le cas, il faut alors exclure le client qui utilise un déambulateur, des béquilles, une canne ou un fauteuil roulant. Celui qui se sert d'une canne peut tout aussi bien se déplacer *normalement,* s'il tient la canne du côté fort et s'il l'avance en même temps que la jambe faible. Celui qui se sert de béquilles ne marche-t-il pas *normalement* quand il fait porter la masse de son corps en respectant une démarche à trois ou quatre points, ou par balancement ? L'utilisation d'un déambulateur courant exige que les quatre pattes appuient sur le sol d'abord, qu'on l'avance, qu'on s'y appuie et qu'ensuite on fasse un pas en avant, tout en regardant droit devant soi ; n'est-ce pas la façon *normale* de marcher avec cet appareil ?

Si le client ne présente aucun problème dans sa façon de marcher, ce n'est donc pas pertinent de mentionner dans les notes d'évolution qu'il *circule bien normalement.*

Revenez à la page 45 et faites un autre choix.

Cette description de la démarche d'un client est courte mais claire. Êtes-vous capable de l'imaginer en train de marcher de cette manière ? Avez-vous une image assez précise de sa capacité à se déplacer par lui-même ?

Vous avez raison de croire que les mots *petits pas* sont interprétables. La précision n'est pas poussée au point où l'on s'attarde à mesurer la longueur des pas.

Les formulations suivantes décrivent d'autres façons de marcher, quand c'est approprié de le détailler dans les notes d'évolution :

« Marche en traînant son pied gauche. »

« Plie les genoux en marchant et s'appuie sur les meubles quand il se déplace dans sa chambre. »

« Marche penché du côté droit en faisant une courte mise en charge sur son pied gauche. »

« Garde les jambes écartées lorsqu'il marche. »

« Sautille sur sa jambe gauche quand il se déplace dans le corridor, se tient à la rampe, ne met pas le poids du corps sur sa jambe droite. »

Continuez à la page 50.

Analysons cet exemple de plus près.

Circule pour toilette sous supervision PRN.

L'abréviation *PRN*, signifiant *au besoin*, n'indique pas à quel moment le client nécessite d'être supervisé dans ses déplacements. Si c'est une précaution ou une aide *gentille*, est-ce vraiment utile de le noter ? Si une supervision est requise quand il se rend à la toilette, il y a probablement d'autres occasions où c'est appliqué. Pourquoi alors le mentionner pour ce déplacement et pas pour les autres ?

Dans sa chambre et dans le corridor avec son fils.

Marcher dans le corridor peut être une activité qui contribue au maintien de l'autonomie du client, à sa tolérance à un effort, à refaire les forces physiques ou à garder une bonne image de soi. Si l'activité comme telle fait partie d'un plan d'interventions visant les buts précédents, il est alors approprié de la noter, car c'est un reflet juste de l'application d'un processus de résolution de problèmes. La note ainsi formulée montre non seulement l'implication du client dans sa prise en charge de sa situation, mais également celle d'un membre de l'entourage.

Démarche raide.

Qu'est-ce qu'une démarche *raide* ? La définition est-elle la même pour tous ? Veut-on dire que le client ne plie pas les genoux et que ses mouvements sont tendus lorsqu'il marche ? Se déplace-t-il en un seul bloc ? S'il qualifie sa démarche comme étant raide, écrivons la note en démontrant la subjectivité du client : *Se plaint de raideur à la marche.* C'est beaucoup plus juste.

Mais pt coopère bien.

Si la description de la façon de marcher du client est claire, pas besoin d'ajouter qu'il coopère bien. L'abréviation *pt* n'est pas nécessaire puisqu'il devrait être évident que c'est du client dont il est question, et non de son fils.

Revenez à la page 45 et faites un autre choix.

Cet exemple n'est pas totalement mauvais, mais il comporte des lacunes.

Marche dans le corridor avec sa fille.

Dans cette phrase, on retrouve l'implication d'une personne de l'entourage familial du client. C'est préférable à l'expression *visiteurs au chevet* trop souvent lue et toujours pauvre en informations sur le client.

Une telle formulation contribue à ce que *l'image mentale* que l'on se fait de la situation représente le client d'abord, et non son entourage humain. Est-ce lui que vous *voyez* en premier quand vous lisez cette note ?

Se tient à la rampe.

Cela peut être acceptable à moins que ce soit habituel pour le client.

Utilise sa canne et sa marchette sous surveillance.

Laquelle de ces aides techniques le client utilise-t-il *actuellement*, au moment où il marche avec sa fille ? Il est plutôt facile de penser qu'il se sert de l'une *ou* l'autre, mais certainement pas des deux en même temps.

Dans quelles circonstances a-t-il besoin d'une canne ou d'un déambulateur ? Les utilise-t-il adéquatement ? Si oui, il n'est pas nécessaire de le spécifier à moins que ce soit nouveau dans sa situation. Pourquoi une surveillance est-elle requise ?

Revenez à la page 45 et faites un autre choix.

Habillement

Dans cette activité de la vie quotidienne, il est également primordial de vérifier le degré d'indépendance du client à se vêtir et à se dévêtir. Des informations sur la qualité de sa préhension compléteront celles relatives à ses capacités. Voici quelques suggestions de formulations descriptives :

> *« Capable de s'habiller seul. »*

> *« Incapable de boutonner ses vêtements. »*

> *« Capable de mettre ses bas et ses souliers, mais incapable de les attacher. »*

> *« Ne peut se pencher pour mettre ses pantoufles. »*

Des observations sur l'état des vêtements sont parfois très informatives de l'état d'une personne en perte d'autonomie ou incapable de porter une attention à sa tenue vestimentaire. Par exemple :

> *« Vêtements sentent l'urine. »*

> *« Porte des vêtements souillés d'aliments. »*

> *« Vêtements tachés et déchirés. »*

ATTENTION ! Des remarques sur les vêtements du client ne doivent pas constituer un jugement de valeur. Il est inacceptable d'écrire que le client est *malpropre*, que *sa tenue est négligée*, ou encore que ses vêtements *sentent mauvais*.

1.4 Fonctions d'élimination

Les problèmes d'incontinence urinaire ou fécale sont fréquemment rencontrés. On lit souvent dans les notes que la *culotte d'incontinence est changée* ; ce n'est pas pertinent, pas plus que d'écrire que la *literie est changée*. Cela va de soi que le personnel infirmier voit à procurer cette mesure élémentaire de confort.

Si un programme de rééducation vésicale est envisagé, il devient nécessaire de noter l'heure de chaque incontinence et le nombre. Ces informations seront alors fort utiles pour adapter des interventions visant le contrôle de la vessie. On s'abstiendra donc d'écrire ceci : *incontinences urinaires × 2,* par exemple. Dans le cas du client incontinent, pour qui on ne tente aucun moyen de rééducation, on notera plutôt l'absence d'incontinence puisqu'on devra alors prendre des mesures spéciales pour vider la vessie.

Il s'avère difficile d'indiquer une quantité pour une incontinence, qu'elle soit urinaire ou fécale. On ne devrait pas lire des remarques comme *fait une grosse incontinence urinaire, bonne incontinence fécale, incontinence urinaire abondante, incontinence fécale normale.* Si on le juge approprié, on peut préciser la grandeur de la culotte souillée par l'incontinence, en utilisant les fractions ou le pourcentage. Si elle est très peu souillée d'urine, ou que le client ne fait pas d'incontinence pendant une période assez longue, on vérifiera les signes de rétention comme la présence d'un globe vésical. C'est ce qu'on expliquera alors dans les notes. Voici quelques exemples :

a) *« 01:30 et*   *Incontinence urinaire. Mouille la moitié de sa culotte.*
    04:30

   06:00   *Essaie d'uriner dans le bassin de lit, sans succès.*

   06:45   *Incontinence urinaire et fécale. Culotte souillée au 1/4. »*

b) *« 16:00 à*   *Aucune incontinence urinaire. Pas de globe vésical.*
    24:00   *A bu environ 250 ml d'eau.*

   03:30   *Conduite à la toilette, dit qu'elle ressent le besoin d'uriner. Aucune miction.*

   04:15   *Incontinence urinaire, urine de couleur acajou, d'odeur nauséabonde. »*

1.5   Changements de position

On n'insistera jamais assez sur l'importance d'alterner fréquemment les positions pour un client alité ou qui se lève au fauteuil pour de courtes périodes. Il n'est pas nécessaire d'inscrire chaque changement de position ; cela deviendrait inutilement répétitif. Ce qui est remarqué lors de cette activité de soins pourrait être noté au dossier :

- Le degré de participation du client ;

- Les observations sur l'état de la peau : *rougeurs aux saillies osseuses, l'endroit, si elles disparaissent après un temps donné* ;

- La présence d'ulcère de pression, si observé : *localisation, grandeur, aspect, présence ou non d'exsudat et description si c'est le cas, soins prodigués* ;

- Autres manifestations objectives ou subjectives.

Voici des exemples de formulation :

a) *« Peut utiliser son côté sain pour se mobiliser au lit. »*

b) *« Rougeur à la malléole externe gauche. Installé en décubitus latéral droit. »*

c) *« Rougeur au coccyx disparaît 30 min après changement de position. A tendance à reprendre la position dorsale malgré positions latérales alternées q. 2 h. Refuse qu'on le couche sur le ventre. »*

d) *« Plaie de 2 cm de diamètre au coccyx, exsudat séreux, pourtour rouge. Opsite installé. Explications données sur l'importance de varier les positions. »*

e) *« Accuse douleur à la hanche droite lors des changements de position. Incapable de tolérer la position dorsale plus d'une heure. »*

On lit fréquemment des observations comme celles-ci : *Positions alternées q. 2 h.* ou *Changement de position q. 2 h.* ou *Tourné q. 2 h.* On sait ainsi que l'infirmière fait bien son travail, mais est-ce que cela renseigne sur le client ? Non, bien sûr. Il vaudrait mieux noter ce que l'on constate lors de cette activité de soins. Ce serait plus informatif.

ATTENTION ! Dans les milieux de soins prolongés, de même que dans plusieurs milieux de soins aigus, une feuille de déclaration de plaie est complétée dès qu'une escarre de décubitus est détectée. Le suivi de l'évaluation des plaies y sera également indiqué. Pour éviter la répétition des informations, il n'est pas nécessaire de retranscrire les données détaillées qu'on y retrouve sur la feuille de notes d'évolution.

1.6 Inscription des médicaments[17]

D'entrée de jeu, rappelons que l'inscription des médicaments administrés est une obligation légale[18]. L'informatisation de plus en plus répandue du dossier ou de ses parties réduit considérablement le temps consacré à l'enregistrement de la médication. Plusieurs milieux utilisent une feuille de *Profil pharmacologique* ou de *Médication* contenant les détails de chaque médicament que le client reçoit. Peu importe l'endroit où c'est noté, on doit cependant retrouver toutes les informations suivantes[19] :

- La date et l'heure d'administration ;

- Le nom de chaque médicament ;

- La dose administrée ;

- La voie d'administration : *per os*, I.M., S.C., I.V., I.D., S.L., I.R., topique, intravaginale.

Quand cela s'applique, on ajoute dans les notes d'évolution ou à l'endroit approprié :

- les particularités relatives à la médication : si on doit vérifier un des signes vitaux, le site d'une injection ;

- la réaction du client : effet désiré et effets secondaires.

Voici quelques exemples d'inscription complète :

a) *« 10:00   P 72 irrégulier. Digoxin 0,125 mg 1 co. p.o. »*

b) *« 08:00   Insuline Humulin-N 14 unités et Humulin-R 10 unités S.C. bras gauche. »*

ATTENTION ! Il est préférable d'écrire le mot *unité* au complet. Il est risqué de confondre la lettre « u » avec le chiffre « 0 »[20], ce qui pourrait laisser croire à une erreur de dose.

---

c) *« 13:00   Hydroxyde de magnésium 30 ml per os. »*

d) *« 09:00   Nystatine 500 000 unités, 5 ml en badigeonnage buccal. Se plaint de brûlures dans la bouche, plaques blanches et rouges sur la muqueuse buccale. »*

e) « 10:00   *Sulfacétamide sodique ung. 10 % 1 gtt. O.U.* »

f) « 19:30   *Mépéridine 50 mg I.M., QSED. Dit être soulagé de ses douleurs lombaires après 45 min.* »

g) « 11:00   *Crème clotrimazole en application sur lésions de la lèvre supérieure. Rougeur moins prononcée qu'hier, se plaint de prurit.* »

h) « 22:00   *Hydralazine 25 mg 1 co. p.o. P.A. 140/90. Se plaint d'étourdissement 30 min après l'avoir pris.* »

i) « 13:30   *Dimenhydrinate 100 mg 1 supp. I.R. Dit être moins nauséeux par la suite.* »

ATTENTION ! Dans les établissements où une feuille est spécialement consacrée à l'enregistrement de la médication, seules les données concernant les éléments de surveillance spécifique sont détaillées dans les notes d'évolution.

Non-administration des médicaments

Plusieurs justifications peuvent expliquer la non-administration de la médication.

a) **Quand le client refuse de prendre un médicament**, l'infirmière doit chercher à en connaître la raison, s'assurer qu'il est informé des conséquences de sa décision[21] et mentionner le refus au dossier[22].

« 08:30   *Refuse de prendre sulfate de fer. Dit que ça la constipe.* »

« 10:00   *Ne veut pas prendre diclofénac 25 mg. Se plaint de brûlures épigastriques.* »

« 08:15   *Refuse cisapride 10 mg. Ne donne aucune raison. Dit : "Je ne veux pas le prendre, un point c'est tout." Explications données sur l'importance de ce médicament ; refuse quand même de le prendre.* »

« 22:15   *Ne prend pas triazolam 0,25 mg. Dit qu'il a trop de difficulté à se réveiller le matin.* »

b) **Quand l'état du client justifie qu'on ne donne pas un médicament**, la raison clinique doit apparaître dans les notes d'évolution ou sur la feuille d'enregistrement de la médication :

« *10:00*   *Clonidine 0,1 mg non donné. P.A. 90/60.* »

« *09:00*   *Digoxine 0,25 mg non donné. P 54, irrégulier.* »

« *18:00*   *Acide acétylsalicylique 325 mg per os non donné. Somnolente, tousse quand on la fait boire.*

    18:15   *Dr Frank avisé.*

    18:30   *Acide acétylsalicylique 325 mg I.R.* »

c) **Quand un médicament n'est pas disponible au moment voulu**, on vérifie auprès du service de pharmacie et on retarde l'administration. On ne fait aucune mention dans les notes[23]. Il est préférable que le client reçoive sa dose en retard plutôt que ne pas l'avoir du tout. Pour pallier ce genre de situation, plusieurs centres qui ont une feuille de *Profil pharmacologique* utilisent un code qui explique qu'on ne disposait pas d'un médicament pour l'heure requise.

Médication PRN

Quand l'infirmière administre un médicament au besoin, selon une situation clinique spécifique, elle décrit dans ses notes[24] :

- la condition du client qui en justifie la nécessité ;

- le détail de la médication administrée ou une expression signifiant que le client a reçu un médicament prescrit au besoin ;

- l'effet observé ;

- les autres réactions que le client présente.

Exemples

a) « *22:00*   *T° 39,4 °C, diaphorèse, P 108.*

    22:10   *Acétaminophène 650 mg per os (ou 2 co. de 325 mg/co. p.o.).*

    23:25   *T° 38,5 °C, diaphorèse ↓, P. 92.* »

b) « *08:20*   *Nauséeux, faciès pâle.*

     08:30   *Dimenhydrinate 100 mg 1 supp. I.R.*

     10:00   *Dit être soulagé, mais refuse de boire.* »

c) « *05:15*   *Essoufflé après être allé à la toilette. Dit qu'il manque d'air. Salbutamol 100 mcg/dose et béclométhasone 250 mcg/dose 1 inhal. Dit mieux respirer par la suite.* »

Dans les milieux où il existe une feuille spéciale pour la médication, il n'est pas nécessaire de réécrire intégralement le médicament dans les notes d'évolution. On évite la duplication de l'information puisqu'on a tous les détails ailleurs dans le dossier. Pour montrer qu'une action a été posée, on peut l'exprimer ainsi :

a) « *A pris antipyrétique per os* ou *Antipyrétique donné.* »

b) « *Antiémétique I.R.* ou *A reçu antiémétique.* »

c) « *Prend ses médicaments en inhalation.* »

d) « *Reçoit médication* ou *Médication donnée.* »

ATTENTION ! On doit répéter l'inscription de la médication PRN, car les raisons qui en expliquent l'administration sont variables, de même que l'effet attendu.

> **Lequel de ces exemples décrit correctement l'administration d'un médicament prescrit PRN ?**

a) 14:00   Se plaint de douleur lancinante à la jambe gche ↑ à la mobilisation.

     14:10   Reçoit analgésique p.o.

     15:15   Se plaint encore de douleur à la jambe, mais peut circuler c̄ sa marchette.

Passez à la page 58.

b) 01:00   A l'air souffrant, gémit constamment, ne peut rester calme.

     01:15   Morphine 15 mg par papillon S.C. au thorax.
     et 05:15

     02:15   Dit être soulagé. Plus calme.

Passez à la page 59.

Cet exemple décrit l'administration d'un médicament PRN de façon complète :

Se plaint de douleur lancinante à la jambe gauche ↑ à la mobilisation.

> Évaluation de la condition du client justifiant l'administration du médicament à ce moment précis. La note serait encore plus complète si l'intensité de la douleur était ajoutée.

14:10 Reçoit analgésique p.o.

> Action entreprise. Les détails de la médication se retrouvent sur la feuille spéciale d'enregistrement des médicaments. Si une telle feuille n'est pas utilisée, on doit alors inscrire l'heure, le nom du médicament, la dose exacte et la voie d'administration.

Se plaint encore de douleur à la jambe.

> Donnée subjective informant de l'effet du médicament.

Peut circuler c̄ sa marchette.

> Observation objective en relation avec la manifestation initiale.

Continuez à la page 60.

Commentons l'exemple *b)*. Il n'est pas tout à fait convenable.

Souffrant, gémit constamment, ne peut rester calme.

C'est la raison pour laquelle on décide de donner un médicament PRN. Par contre, cela ne décrit pas correctement la douleur ressentie par le client. Le terme *souffrant* ne doit pas être employé puisqu'il n'est pas descriptif.

01:15 et 05:15 Morphine 15 mg par papillon S.C. au thorax.

À moins qu'une feuille spéciale n'existe, on doit répéter toute l'inscription de la médication PRN. On aurait pu utiliser une expression comme *Reçoit analgésique* ou *Médication donnée.*

Dit être soulagé. Plus calme.

C'est le résultat observé.

Chaque administration doit être justifiée. La raison risque de varier. Il peut y avoir des différences dans l'intensité de la douleur ; d'autres signes peuvent apparaître. Il est possible que le résultat observé ne soit pas celui escompté.

Revenez à la page 57 et choisissez l'autre exemple proposé.

Depuis l'entrée en vigueur de la *Loi modifiant le Code des professions et d'autres dispositions législatives dans le domaine de la santé*, l'infirmière peut maintenant[25] :

3° initier des mesures diagnostiques et thérapeutiques, selon une ordonnance ;

6° effectuer et ajuster les traitements médicaux, selon une ordonnance ;

11° administrer et ajuster des médicaments ou d'autres substances, lorsqu'ils font l'objet d'une ordonnance.

De plus, lorsqu'ils y sont habilités, l'infirmière et l'infirmier peuvent[26] :

3° prescrire des médicaments et d'autres substances.

Ces activités exigent qu'une évaluation clinique rigoureuse soit faite pour justifier une décision de mise en place d'un traitement médicamenteux, de son ajustement ou d'une prescription par l'infirmière. La portée d'une telle responsabilité est sérieuse. On ne doit donc pas s'y adonner à la légère. Que ce soit à partir d'une ordonnance individuelle ou d'une ordonnance collective, il est primordial de s'assurer que toutes les données cliniques pertinentes sont vérifiées et, conséquemment, notées au dossier pour prouver le recours judicieux à de telles décisions.

> « Les infirmières sont couramment appelées à ajuster les doses des médicaments comme les narcotiques pour soulager la douleur, la médication ocytocique pour l'induction du travail en salle d'accouchement, les médicaments vasopresseurs pour maintenir une pression artérielle adéquate, l'insuline pour viser une glycémie la plus proche possible de la normale et les anticoagulants pour l'atteinte de la zone thérapeutique[27]. »

1.7 Admission, départ et transfert

L'étape de collecte de données commence dès l'admission du client en centre hospitalier. Les informations recueillies en constituent les premiers éléments de connaissance. Ce processus s'étendra de façon continue, qu'on retrouvera, entre autres, dans la narration des faits nouveaux observés durant toute la période d'hospitalisation. Dans le contexte du virage ambulatoire, la durée du séjour à l'hôpital peut s'avérer très courte. Quand ils existent dans un milieu, les formulaires de *collecte de données* ne sont pas nécessairement complétés pour tous les clients. Dans un premier temps, ce sont donc les notes couvrant la période d'admission qui fourniront les renseignements permettant de connaître le client.

Admission

Beaucoup de données sont préalablement obtenues par le service d'admission. Éventuellement, le développement des systèmes d'information contribuera sûrement à réduire les éléments à inscrire dans les notes. Ils seront rapidement consignés grâce au support de l'ordinateur. Évidemment, il faut se conformer aux pratiques et aux instruments utilisés dans le milieu pour éviter les répétitions inutiles.

Que les données soient obtenues lors d'une entrevue avec le client ou à d'autres sources (la famille, les proches, une personne significative) ou par l'observation directe, les notes d'admission devraient au moins contenir les éléments suivants :

- L'heure d'arrivée ;

- Le statut ambulatoire[28] : *sur pied, en fauteuil roulant, en civière* ;

- L'usage de matériel, s'il y a lieu : *canne, déambulateur* ;

- Les signes objectifs et subjectifs obtenus lors de l'évaluation clinique[29] ;

- L'heure où le médecin est avisé et son nom ;

- Les soins infirmiers prodigués immédiatement, selon l'état du client ;

- Les réactions du client face à son admission[30], et les attentes exprimées, si c'est pertinent.

Des informations complémentaires importantes seront enregistrées sur d'autres feuilles que celle où l'infirmière écrit ses notes : prélèvements faits pour des examens de laboratoire, masse et taille, les signes vitaux, les médicaments pris à domicile s'il y a lieu, les allergies connues (spécifiez s'il n'y en a pas). Certains centres hospitaliers se servent d'une feuille spécialement réservée pour les notes d'admission où l'on retrouve sensiblement les mêmes renseignements. On verra à ne pas faire de duplication.

Exemple de notes d'admission dans un centre hospitalier de soins de courte durée, pour une cliente de 50 ans souffrant d'une bronchopneumopathie chronique obstructive :

a) *« 2006-06-01 14:15 Arrive en fauteuil roulant, accompagnée de son époux. Dit qu'elle s'essouffle facilement, R 26. Respire par la bouche en soulevant les épaules. Doigts cyanosés. SpO_2 à 88 %. Toux grasse non productive. Installée en position Fowler haute, O_2 par lunette nasale à 2 l/min.*

14:30 Dr Gabriel avisé de l'admission.

14:50 Se rend à la toilette, utilise une marchette, dos courbé, traîne ses pieds.

15:00 Tirage sus-claviculaire et sus-sternal, R 30/min. Toux grasse productive : expectore des sécrétions verdâtres, épaisses. Plus essoufflée après avoir expectoré. Encouragée à boire. Dit qu'elle boit peu d'habitude et qu'elle se sent nerveuse. Resp. superficielle. Pratique l'expiration avec les lèvres pincées : dit se sentir plus calme.

15:30 R 24. Exprime sa crainte de rester seule. Dit qu'elle a peur de mourir à l'hôpital. Rassurée par son mari. SpO_2 à 91 %, doigts moins cyanosés. R 26/min. »

Exemple de notes d'admission dans un centre d'hébergement et de soins de longue durée pour un client hémiplégique gauche de 82 ans, à la suite d'un accident vasculaire cérébral droit. Les notes sont échelonnées sur une période de 24 heures.

b) *« 2006-06-01 10:15 Arrive sur civière. Se plaint de céphalée temporale dr. et occipitale ↑ par la toux. Se sert de son côté dr. pour se mobiliser dans son lit. Visage crispé, se plaint de vision brouillée. P.A. 150/88, P 92, R 22. Installé en décubitus lat. gche. Regarde son côté paralysé.*

	10:30	*Analgésique per os donné.*
	11:30	*Dit être partiellement soulagé.*
	12:00	*Nauséeux, refuse dimenhydrinate. Ne mange que sa soupe au dîner, mais tolère. Capable de manger seul.*
	14:00	*Exercices passifs et actifs au côté gche : utilise son bras droit pour faire des mouvements d'abduction, d'adduction et d'amplitude du bras gche. Dit qu'il se sent beaucoup diminué et que ça le gêne de dépendre des autres. Ajoute : "Je suis prêt à tout faire pour ne pas être un fardeau." Ne se plaint plus de céphalée, ni de nausées. Mange Jell-O, biscuits et jus, tolère.*
	14:30	*Levé au fauteuil 15 min : rougeur au coccyx et au talon gche.*
2006-06-01	*16:30*	*Changé de position.*
	17:00	*Rougeur au coccyx et au talon gche persiste 15 min après changement de position.*
	17:30	*Mange tout son repas, Ø nausées.*
	18:00	*Levé sur chaise d'aisance : mise en charge sur sa jambe gche, a tendance à plier la jambe, mais se sert de son côté dr. pour se redresser. Fait son transfert complet sans aide. Essoufflé par la suite.*
	22:10	*Accuse céphalée temporale dr. à 3/10.*

22:15   Analgésique donné.

23:40   Semble dormir.

2006-06-02   00:15 à 06:00 Semble dormir aux tournées q.h. Dit être reposé au réveil. Ne se plaint pas de céphalée lors des changements de position.

06:00   Ø rougeur aux points de pression. Levé sur chaise d'aisance. Se plaint de raideur à la jambe droite, mais exécute son transfert sans aide.

Dans une unité de soins de longue durée, les notes entourant le processus d'admission doivent tenir compte des réactions du client à son nouvel environnement et à sa situation d'hébergement. Des données sur son degré d'autonomie dans l'accomplissement des activités de la vie quotidienne devraient également être incluses, au même titre que celles renseignant sur les besoins fondamentaux.

Départ

Lorsque le client **quitte temporairement l'unité de soins** pour un examen, un traitement ou un soin dans un autre centre hospitalier, on note :

- l'heure de départ ;

- l'endroit où il se rend et la raison ;

- l'heure du retour ;

- l'état du client, si c'est approprié.

Exemples

a) *« 09:15   Se rend en médecine nucléaire pour une scintigraphie hépatique. De retour à 10:45. »*

b) *« 13:30   Va en physiothérapie pour un traitement au bain tourbillon.*

14:40   De retour. Dit être très fatiguée. Se plaint d'engourdissements dans les jambes. »

c) *« 08:15   Départ en ambulance pour le C.H. Lafleur pour une coronarographie.*

13:00   De retour. Ø gonflement ni ecchymose à l'aine dr. Pans. compressif non souillé. Dit ressentir de légers picotements dans la jambe dr. Pouls pédieux et tibial perceptibles. Informé de garder la position de décubitus ad 19 h.

14:00   Ne se plaint plus de picotements dans la jambe. »

ATTENTION ! Ce ne sont pas toutes les allées et venues du client qui méritent d'être notées. L'infirmière ne mentionnera que celles dont elle est témoin, et à la condition que ce soit pertinent.

Une personne hospitalisée pour une longue réadaptation physique aura plusieurs traitements de physiothérapie ou d'ergothérapie dans la même semaine. Il serait fastidieux de les noter tous, d'autant plus que les professionnels dispensant ces traitements ont l'obligation de rédiger des notes d'évolution spécifiques[31].

De même, pour le client en soins de longue durée qui participe à des activités récréatives, que ce soit en dehors de l'unité de soins ou du centre, il n'est pas plus justifié de noter cette absence. Au lieu de cela, il sera plus intéressant de souligner son état psychologique ou physique avant ou après l'activité, si cela représente un élément nouveau ou différent de son comportement habituel.

Lorsqu'un client **quitte définitivement** le centre hospitalier, l'infirmière n'a pas à signifier dans ses observations que le congé est autorisé[32]. Une note de départ doit cependant être écrite, où l'on retrouvera[33] :

- l'enseignement fait, s'il y a lieu, et la compréhension des instructions de départ[34-35] ;

- la description de l'état général du client, si c'est approprié ;

- le statut ambulatoire au départ ;

- l'heure du départ ;

- les réactions du client quand c'est pertinent.

ATTENTION ! Le *Règlement sur l'organisation et l'administration des établissements* stipule qu'une note de départ doit être ajoutée au dossier[36], de même que la mention du départ du client[37]. Cependant, il ne précise pas le contenu d'une telle note.

Exemples

a) *« 2006-06-01 09:30 Points de suture à l'hypocondre droit enlevés. Plaie propre, laissée à l'air. Informations données sur les soins de plaie : explique quoi faire et nomme les signes d'infection. Verbalise son appréhension face à son retour au travail.*

        10:00 Quitte l'unité sur pied, seul. »

b) *« 2006-06-01 11:15 Pose des questions sur les aliments faibles en gras. Brochures remises sur l'effet du cholestérol. Révision des moyens pour prévenir les douleurs thoraciques : capable de nommer les facteurs déclenchant une DRS.*

        14:20 Exprime son intention d'être attentif à sa condition cardiaque et de faire tout ce qu'il peut pour prévenir les crises d'angine. Départ de l'unité sur pied, accompagné de sa conjointe. »

c) *« 2006-06-01 13:45 Dit qu'elle est très inquiète de retourner à la maison si tôt après un triple pontage. Elle et son époux expriment leur peur des complications, malgré toutes les informations reçues. Disent qu'ils n'hésiteront pas à contacter leur CLSC en dehors des visites d'une infirmière. Rappel des points à observer pour détecter les complications et de l'importance des rendez-vous ultérieurs. Se disent plus rassurés.*

        14:20 Quitte l'unité en fauteuil roulant. »

Les notes suivantes concernent un client de 72 ans ayant subi une cryorétinopexie, en chirurgie d'un jour, pour un décollement rétinien. Quelle formulation, dans les notes de départ ci-après, est la plus acceptable ?

a) 15h   Visite médicale, congé signé.

    15h30   Médicaments et carte d'assurance maladie remis. R-V dans 2 semaines à la clinique d'ophtalmologie.

    15h40   Quitte l'hôpital.

Passez à la page 68.

b) 15:00   Capable d'administrer ses collyres de façon aseptique. Dépliant remis sur les activités à éviter pour ne pas ↑ la pression intra-oculaire, informé des signes et symptômes de décollement rétinien. Avisé des rendez-vous à prendre en clinique d'ophtalmologie et de l'importance du suivi. Dit être rassuré.

    15:15   Aucune plainte de douleur oculaire. Quitte en fauteuil roulant pour son domicile, accompagné de son fils.

Passez à la page 69.

Vous avez choisi la note *a)*. Certes, elle est plus courte, mais quelles informations a-t-on sur le client ? Des éléments sont inutiles ou non pertinents.

Visite médicale, congé signé.

Le médecin a l'obligation légale de compléter des notes d'évolution, tout comme l'infirmière. Cependant, si la visite médicale est faite en raison d'une situation clinique inquiétante, la pertinence de le mentionner dans les notes d'évolution de l'infirmière est justifiée. De plus, en vertu du *Règlement sur l'organisation et l'administration des établissements*, il est obligatoire de retrouver au dossier « l'avis de congé du médecin » (article 53, paragraphe 21). L'infirmière n'a donc pas à inscrire que le départ du client est autorisé.

Médicaments et carte d'assurance maladie remis.

Il serait beaucoup plus important de décrire l'enseignement fait à propos des médicaments que le client devra prendre. Mentionner que la carte d'assurance maladie est remise, tout comme les médicaments, ne renseigne aucunement sur la condition clinique du client à son départ. Les notes d'évolution ne devraient pas constituer un moyen de contrôler que ces gestes sont posés.

R-V dans 2 semaines à la clinique d'ophtalmologie.

Bien sûr, le suivi médical doit être assuré. Mais telle qu'elle a été formulée, la note ne cherche-t-elle pas à satisfaire des considérations administratives plutôt que cliniques ? L'abréviation acceptable pour le mot « rendez-vous » est *R.-V.*, et non *R-V*.

15h40 Quitte l'hôpital.

L'heure du départ y est ; c'est bien. Toujours selon le *Règlement sur l'organisation et l'administration des établissements*, la « mention du départ » doit se retrouver au dossier (article 53, paragraphe 21). Il serait bon de compléter cette note par des données éloquentes de la condition du client lorsqu'il quitte le centre.

Revenez à la page 67 et considérez l'autre choix.

La note de l'exemple *b)* fournit des informations précises sur :

- la compréhension du client des soins qu'il aura à s'administrer (*capable d'administrer ses collyres de façon aseptique*) ;

- la documentation remise à laquelle le client pourra se référer au besoin (*dépliant remis sur les activités à éviter pour ne pas ↑ la pression intra-oculaire*) ;

- l'enseignement des éléments de surveillance (*informé des signes et symptômes de décollement rétinien*) ;

- ce que le client aura à faire et démontrant qu'il participe au suivi de sa condition (*avisé des rendez-vous à prendre en clinique d'ophtalmologie et de l'importance du suivi*) ;

- la réaction du client (*dit être rassuré*) ;

- l'évaluation de la condition clinique du client au moment du départ (*aucune plainte de douleur oculaire*) ;

- la mention du départ du client, telle qu'elle est exigée par le *Règlement sur l'organisation et l'administration des établissements*, article 53, paragraphe 21 (*15:15 Quitte en fauteuil roulant pour son domicile, accompagné de son fils*).

Il se peut qu'il existe une feuille de vérifications à compléter avant que le client quitte le centre hospitalier, où on retrouverait certains points comme l'enseignement fait au départ, les consignes à respecter, les rendez-vous pris ou à prendre, les prescriptions médicales et les documents d'informations remis. Dans un tel cas, on évitera la duplication des données dans le dossier.

Continuez à la page 70.

Départ sans autorisation médicale

Pour toutes sortes de raisons, le client peut désirer vouloir quitter le centre hospitalier alors qu'il n'a pas l'autorisation de son médecin traitant. Même s'il n'est pas obligé de signer la *déclaration en cas de départ sans congé* (voir annexe I, n° 6), on l'incitera à le faire et on spécifiera dans les notes d'évolution :

- la raison invoquée par le client, la description de son comportement général ou de son état psychique[38] ;

- les moyens de dissuasion[39] (informations sur les conséquences d'un tel geste) ;

- le refus de signer la déclaration[40]. Toutefois, s'il accepte de le faire, il n'est pas nécessaire de le spécifier dans les notes d'évolution puisqu'on en aura la preuve sur le formulaire ;

- la date, l'heure du départ, la présence ou non d'une personne qui l'accompagne, le statut ambulatoire, la destination si elle est connue et si le client consent à le dire ;

- l'heure à laquelle le médecin est informé du départ, et son nom.

Exemple

a) *« 2006-06-01 14:30   Parle fort, dit être très mécontent des soins reçus, veut qu'on lui laisse la paix, demande à voir le médecin à tout prix.*

14:45   Enlève lui-même son soluté, veut quitter l'hôpital. Avisé des conséquences de sa décision. Refuse de signer la formule de départ sans congé.

15:00   Crie : "Vous êtes tous des incompétents." Quitte l'unité seul, sur pied. Ne veut pas dire où il s'en va.

15:05   Dr Howard averti. »

En présence d'une telle situation, l'infirmière pourrait être encline à juger le client, à craindre les blâmes, à se justifier pour ne pas se sentir coupable de

70

ce qui arrive. Il est impératif qu'elle démontre une totale objectivité non seulement dans son attitude, mais également dans les informations qu'elle consignera dans ses notes d'évolution.

ATTENTION ! Le principe moral d'autodétermination concerne le client lucide. Pour que celui-ci fasse des choix éclairés, il doit avoir reçu toute l'information nécessaire sur les conséquences possibles de ses décisions et ne pas agir sous pression d'autrui, d'où l'importance de documenter les éléments ci-dessus. Le refus d'un client inapte à décider par lui-même, en raison d'une condition psychologique fragile, d'un déficit cognitif ou d'un état confusionnel, ne devrait pas être respecté. L'évaluation de la condition clinique revêt alors une importance encore plus grande, et les mesures dissuasives prises différeront.

Transfert

Si le client doit être **transféré dans une autre unité de soins**, il est important de noter :

- sa condition justifiant la raison du transfert[41] ;

- l'heure du transfert ;

- l'heure d'arrivée dans la nouvelle unité ;

- sa condition à l'arrivée.

Exemples

a) *« 2006-06-01   19:00   T°R 39,5 °C. P 120, R 28. Cherche à se lever du lit et à enlever son soluté. Diaphorèse et frissons. Ne reconnaît pas ses visiteurs. Propos incohérents : "Je veux mes pantoufles, j'ai besoin d'oxygène."*

19:10   Dre Ingrid avisée.

19:15   Incontinence urinaire et fécale.

19:40   Transfert à l'unité 2B.

> *19:50   Arrive à l'unité. Propos incohérents : parle de forêt et de monstres.*
>
> *20:00   T°R 39,4 °C, P 116. Frissons. Reconnaît son épouse, désorienté dans le temps et l'espace. »*

(suite des observations)

Voici un exemple de notes quand un client résidant dans un centre d'hébergement et de soins de longue durée doit être transféré dans un centre de soins de courte durée :

b) *« 2006-06-01   13:15   Dysarthrique, propos incompréhensibles. Répond aux questions par des signes de tête. P.A. 180/100, P 84 bondissant, R 28. Ne bouge pas son côté droit, Ø réaction à la douleur de ce côté. Pupilles réactives, isocorie. Tête de lit à ↑ 30°, installé en décubitus lat. gche.*

> *13:25   Dr Julien avisé, dit qu'il viendra.*
>
> *13:30   O₂ par lunette nasale à 2 l/min, R 30, stertoreuse.*
>
> *13:45   Incontinence urinaire.*
>
> *14:00   Visite du Dr Julien. P.A. 170/100, P 80.*
>
> *14:30   Transfert à l'hôpital général, en ambulance, accompagné de P. Kim inf. »*

Notes et références

1. KOZIER, Barbara et Glenora ERB. *Soins infirmiers, théorie et pratique*, Saint-Laurent, ERPI, 2005, p. 1393.

2. « Stop, Drop, and Scroll : Using Hand-Held Devices to Document Pain », *Nursing*, vol. 32, n° 2, February 2002, p. 17.

3. YOCUM, R. Fay. « Documenting for Quality Patient Care », *Nursing*, vol. 32, n° 8, August 2002, p. 60.

4. POTTER, Patricia A. et Anne G. PERRY. *Soins infirmiers*, Laval, Groupe Beauchemin éditeur, 2005, p. 839.

5. *Ibid.*

6. *Ibid.*

7. BRASSARD, Yvon. *Apprendre à rédiger des notes d'évolution au dossier*, 4ᵉ éd., Longueuil, Loze-Dion éditeur, 2006, Volume 1, p. 88.

8. YOCUM, R. Fay. *Op. cit.*, p. 60.

9. PULLEN, Richard. « Managing I.V. Patient-Controlled Analgesia », *Nursing*, vol. 33, n° 7, July 2003, p. 24.

10. ORDRE DES INFIRMIÈRES ET INFIRMIERS DU QUÉBEC. *Perspectives de l'exercice de la profession d'infirmière*, Direction de la qualité de l'exercice, 2004, p. 11.

11. *Ibid.*, p. 12, 13, 14, 16, 19, 20.

12. *Ibid.*, p. 8.

13. Dictionnaire *Le Nouveau Petit Robert*, 2006, p. 174.

14. *Ibid.*, p. 492.

15. <http://www.nurseweek.com/ce/ce670a.asp> (6 octobre 2004).

16. ORDRE DES INFIRMIÈRES ET INFIRMIERS DU QUÉBEC. *Op. cit.*, p. 25.

17. Nous avons choisi d'utiliser les noms génériques des médicaments dans les exemples présentés en nous référant au *Guide Beauchemin des*

médicaments en soins infirmiers 2003, traduction de *2002 Mosby's Nursing Drug Reference* de Linda Skidmore-Roth.

18. GOUVERNEMENT DU QUÉBEC. *Règlement sur l'organisation et l'administration des établissements, S-5, r.3.01, dernière version disponible 28 mai 2008*, [Québec], Éditeur officiel du Québec, articles 53, 55, 56.

Il faut savoir que l'enregistrement des médicaments au dossier du client est une obligation légale. En effet, le *Règlement sur l'organisation et l'administration des établissements* stipule que le dossier tenu par un centre hospitalier (article 53, paragraphe 3.1), par un centre d'accueil (article 55, paragraphe 6.1), par un centre local de services communautaires (article 56, paragraphe 5.1) comprend notamment :

> *l'enregistrement des étapes de préparation et d'administration des médicaments.*

19. POTTER, Patricia A. et Anne G. PERRY. *Op. cit.*, p. 781.

20. YOCUM, R. Fay. *Op. cit.*, p. 63.

21. SMITH, Linda S. « Documenting Refusal of Treatment », *Nursing*, vol. 34, nº 4, April 2004, p. 79.

22. POTTER, Patricia A. et Anne G. PERRY. *Soins infirmiers : cahier de méthodes de soins*, Recherche et adaptation de Carole Lemire, Laval, Groupe Beauchemin éditeur, 2005, p. 82.

23. <http://www.corexcel.com/html/body.documentation.title.ceus.htm> (7 mars 2006).

24. POTTER, Patricia A. et Anne G. PERRY. *Soins infirmiers : cahier de méthodes de soins*, Recherche et adaptation de Carole Lemire, *Op. Cit.*, p. 82.

25. *Loi sur les infirmières et infirmiers*. L.R.Q., c. I-8, art. 36.

26. *Ibid.*, art. 36.1.

27. ORDRE DES INFIRMIÈRES ET INFIRMIERS DU QUÉBEC. *Guide d'application de la nouvelle* Loi sur les infirmières et les infirmiers *et*

de la Loi modifiant le Code des professions et d'autres dispositions législatives dans le domaine de la santé, avril 2003, p. 49-50.

28. <http://www.ahima.org/infocenter/guidelines/ltcs/5.1.asp> (7 mars 2006).

29. *Ibid.*

30. *Ibid.*

31. GOUVERNEMENT DU QUÉBEC. *Op. cit.*, articles 53, 54, 55, 56.

32. Le *Règlement sur l'organisation et l'administration des établissements*, article 53, paragraphe 21, et article 55, paragraphe 18, stipule qu'on doit retrouver l'avis de congé du médecin dans le dossier.

33. KOZIER, Barbara et Glenora ERB. *Fundamentals of Nursing*, Toronto, Prentice Hall, 2004, p. 455.

34. ASSOCIATION DES INFIRMIÈRES ET INFIRMIERS DU NOUVEAU-BRUNSWICK. *Tenue de dossiers : normes à l'intention des infirmières immatriculées*, 2002, p. 8.

35. <http://www.ahima.org/infocenter/guidelines/ltcs/5.1.asp> (7 mars 2006).

36. GOUVERNEMENT DU QUÉBEC. *Op. cit.*, article 53, paragraphe 20.

37. *Ibid.*, article 53, paragraphe 21, et article 55, paragraphe 18.

38. SMITH, Linda S. *Op. cit.*, p. 79.

39. *Ibid.*

40. *Ibid.*

41. <http://www.avc.edu/alliedhealth/documents/Documentation.ppt> (4 octobre 2004).

CHAPITRE II

MÉTHODES DE SOINS

But de l'étude de ce chapitre

Aider à sélectionner les éléments à consigner au dossier relativement aux méthodes de soins exécutées par l'infirmière.

Objectif général

Connaître les informations essentielles à colliger dans les notes d'évolution concernant les méthodes de soins.

Objectifs spécifiques

Après avoir complété l'étude de ce chapitre, vous devriez être en mesure :

- de décrire correctement, en utilisant les termes appropriés, les méthodes de soins suivantes :

Les méthodes de soins intraveineux :

- installation d'une perfusion avec microperfuseur et cathéter I.V.,

- changement de contenant de perfusion,

- surveillance et maintien d'une perfusion I.V.,

- changement de pansement au site d'insertion d'un cathéter I.V.,

- administration de médicament I.V. : ajout au sac de perfusion, en bolus, par minisac, par pousse-seringue,

- pompe à perfusion,

- perfusion enlevée,

- transfusion sanguine,

- ponction veineuse,

- hémoculture ;

Les méthodes de soins portant sur la fonction urinaire :

- cathétérisme vésical,

- installation de sonde vésicale à demeure,

- surveillance d'un client porteur de sonde vésicale à demeure,

- irrigation vésicale en circuit ouvert et fermé,

- instillation vésicale,

- retrait d'une sonde vésicale,

- condom urinaire ;

Les méthodes de soins portant sur la fonction intestinale :

- tube rectal,

- lavement,

- curage rectal,

- irrigation de colostomie,

- changement du dispositif collecteur de stomie ;

Les méthodes de soins nasogastriques :

- installation d'un tube nasogastrique,

- surveillance du fonctionnement du drainage gastrique,

- irrigation de tube nasogastrique,

- retrait du tube nasogastrique,

- gavage,

- résidu gastrique ;

Les méthodes de soins des plaies :

- pansements,

- irrigation de plaie,

- levée de sutures,

- hémovac ;

Les méthodes de soins portant sur la fonction respiratoire :

- administration d'oxygène,

- aspiration des sécrétions,

- soins de trachéotomie,

- humidité ;

Les prélèvements de spécimens ;

Les applications de chaleur et de froid, et les bains partiels :

- enveloppement humide,

- application locale froide ou chaude,

- sédiluve, manuluve, pédiluve.

2.1 Inscription des méthodes de soins

L'exécution des méthodes de soins occupe une partie considérable du temps de l'infirmière, particulièrement dans les unités de soins médico-chirurgicaux généraux, les unités de soins spécialisés et intensifs, à l'urgence, et même aux services de soins courants et de maintien à domicile offerts par un CLSC. Que ce soit sur un formulaire d'enregistrement systématique ou sur la feuille de notes d'évolution, l'infirmière inscrit au dossier les méthodes de soins qu'elle exécute auprès du client en respectant les points suivants[1] :

- L'heure de l'exécution ;

- La méthode de soins effectuée ;

- Le matériel utilisé, lorsque requis ;

- Le résultat obtenu, lorsque c'est approprié ;

- Les réactions observées chez le client, s'il y a lieu.

ATTENTION ! Dans l'enregistrement des méthodes de soins au dossier, il n'est pas nécessaire de détailler les étapes d'une procédure. Cela allongerait considérablement le texte et ne serait pas pertinent.

Méthodes de soins intraveineux

Pour décrire l'**installation d'une perfusion intraveineuse**, on tient compte[2-3] :

- de la date et de l'heure d'installation ;

- du type de solution perfusée et de la quantité ;

- du matériel utilisé pour l'installation : calibre du microperfuseur ou du cathéter intraveineux ;

- de l'endroit de l'installation ;

- du débit de la perfusion : gouttes/minute ou millilitres/heure ;

- des réactions du client, si cela s'avère pertinent.

Tableau 2.1
Abréviations utiles pour les perfusions de solutions I.V.

Cathéter	cath.
Chlorure de sodium à 0,9 %	NS ou NaCl 0,9 %
Chlorure de sodium à 0,45 %	1/2 S ou NaCl 0,45 %
Dextrose 5 % dans l'eau	D 5 % H_2O ou D 5 %
Dextrose 5 % avec chlorure de sodium à 0,9 %	D 5 % S ou D 5 % NaCl 0,9 %
Dextrose 5 % avec chlorure de sodium à 0,45 %	D 5 %-1/2 S
Dextrose 5 % avec chlorure de sodium à 0,225 %	D 5 %-1/4 S
Dextrose 10 % dans l'eau	D 10 % H_2O ou D 10 %
Lactate Ringer	L-R
Lactate Ringer avec Dextrose 5 %	LR-D 5 % ou D 5 %-LR
Tenir veine ouverte	TVO
Garder veine ouverte	GVO

Pour désigner l'endroit d'installation du soluté, il est plus précis de nommer la veine[4-5]. Ce détail montre que l'infirmière a une connaissance juste de l'anatomie des veines de la main et de l'avant-bras.

Exemples

a) « *2006-06-01 10:00 Dextrose 5 % dans l'eau 1 L installé dans la veine radiale de l'avant-bras gche $\overline{c}$ microperfuseur n° 21. Perfuse à 60 gtt./min.* »

b) « *2006-06-01 19:45 Soluté NaCl 0,9 % 500 ml installé au poignet dr. $\overline{c}$ cath. I.V. n° 20 ; perfuse à 30 ml/h. Se plaint de sensation de brûlure dans le bras lors de l'installation, disparaissant après 5 min.* »

c) « *2006-06-01 14:30 D 5 %-1/4 S 500 ml installé sur la main gauche avec cath. n° 22, perfuse TVO.* »

Dans certaines situations, il peut être justifié d'ajouter le nombre d'essais avant de réussir à installer un soluté [6], comme dans le cas de la personne ayant une très grande fragilité des veines et nécessitant qu'on s'y prenne à plusieurs reprises. Cette information pourrait éventuellement contribuer à faire modifier une ordonnance médicale et à prendre d'autres moyens afin de pourvoir aux besoins hydriques du client. Cependant, il ne faut pas tomber dans l'exagération et noter le nombre de tentatives chaque fois qu'on exécute cette technique.

Plusieurs milieux incluent l'inscription des solutés sur leur feuille de *Profil pharmacologique*. Chaque fois que l'infirmière **change un contenant de perfusion**, elle l'enregistre sur cette feuille. Il n'est alors pas nécessaire de le signaler dans les notes d'évolution puisqu'on retrouve les mêmes renseignements. Sinon, elle note :

- l'heure du changement de contenant ;
- le nom de la solution installée et la quantité ;
- le débit de la perfusion, s'il y a des changements.

Exemples

a) « *2006-06-01 15:45 D 5 % NaCl 0,45 % 1000 ml à la suite. Perfuse à 40 gtt./min.* »

ATTENTION ! L'expression *à la suite* signifie que le contenant précédent était vide et qu'on a continué l'administration du soluté en plaçant un nouveau sac.

b) « *2006-06-01   08:10   D 5 % H₂0 en cours, perfuse à 80 ml/h.*

10:20   NaCl 0,45 % 1 L installé à la place du D 5 %.
Perfuse à 80 ml/h.

12:00   Débit du soluté ↓ à 60 ml/h. »

N. B. Dans ce deuxième exemple, vous remarquerez qu'on a spécifié non seulement le changement de contenant, mais également le nom de la nouvelle solution perfusée, de même que la modification du débit de la perfusion[7].

Concernant la **surveillance et le maintien de la perfusion,** il est recommandé de noter les informations relatives à la perfusion elle-même à chaque service[8], de même que les caractéristiques du site d'insertion[9]. À moins qu'il y ait des changements en cours de service, aucune autre remarque ne sera écrite. Cela ne signifie pas que l'infirmière ne fait plus l'examen du site. Si elle constate des anormalités lors de ses vérifications subséquentes, elle devra les signaler dans une note[10], laquelle contiendra les éléments suivants :

- les signes de phlébite : rougeur sur le trajet veineux, chaleur, œdème, douleur ;

  OU

- les signes d'infection : rougeur, chaleur, écoulement purulent ;

  OU

- les signes d'infiltration tissulaire : œdème, ralentissement du débit, absence de retour sanguin, écoulement de soluté à côté du site d'insertion, pâleur autour du site ;

  ET

- les mesures correctives.

Quand le client reçoit des médicaments par voie intraveineuse susceptibles de provoquer une irritation locale (dopamine, chlorure de potassium, métronidazole, vancomycine, etc.), il est prudent de faire mention de l'état du site d'insertion à tous les quarts de travail, même si aucune particularité n'est observée. Les mêmes considérations valent quand le client est porteur d'un cathéter pour l'administration de médicaments intraveineux intermittents, sans perfusion[11]. Il n'est pas nécessaire de répéter l'endroit où le cathéter ou le microperfuseur est installé. Il faut le mentionner lors de l'installation, mais tant qu'on n'a pas signifié qu'il était réinstallé ailleurs, il est toujours au même endroit.

Quand le débit varie selon les mouvements ou la position du bras, et qu'il est difficile de le maintenir constant, il est bon de le spécifier.

Voici quelques exemples pour illustrer les explications précédentes :

a) *« 2006-06-01   16:10   D 5 %-1/2 S en cours, perfuse à 40 ml/h. Site d'insertion intact. »*

b) *« 2006-06-01   08:05   NaCl 0,9 % en cours à l'avant-bras droit : rougeur et chaleur sur le trajet de la veine céphalique, Ø retour sanguin.*

08:10   Cathéter enlevé. Soluté réinstallé dans une veine dorsale de la main gche c̄ microperfuseur n° 23. Perfuse à 50 ml/h.

08:20   Enveloppement humide chaud à l'avant-bras dr. pendant une heure. »

c) *« 2006-06-01   00:00 ad   Débit du soluté varie selon la position 08:00   du bras. Aucune anormalité en ce qui concerne le site. »*

ATTENTION ! Il est possible qu'un centre exige qu'on inscrive l'état du cathéter I.V. enlevé. Si ce n'est pas demandé, on peut tout de même le spécifier dans les notes.

L'inscription de l'**administration d'un médicament I.V.** comprend les points suivants, soit :

- la date et l'heure d'administration ;

- le nom du médicament ;

- la dose administrée ;

- le site d'administration : ajout au contenant de perfusion, ajout au régulateur de volume (Soluset ou Burétrol), directement dans la veine (en bolus par la dérivation en Y, avec un pousse-seringue), par minisac ;

- les particularités d'administration, s'il y a lieu ;

- les réactions du client, si observées.

Exemples

Ajout au contenant de perfusion

a) *« 2006-06-01   11:10   Dextrose 5 %   NaCl 0,45 %   1 L   +   KCl 20 mEq, installé sur la main gche c̄ cath. I.V. n° 20. Perfuse à 50 gtt./min. »*

b) *« 2006-06-01   15:30   D 5 % H_2O 500 ml + aminophylline 500 mg à la suite. Débit à 30 ml/h. R 28 régulière, wheezing. »*

Ajout au régulateur de volume (Soluset ou Burétrol)

a) *« 2006-06-01   09:00   Cimétidine 300 mg   I.V.,   soit   2 ml   de 150 mg/ml par Soluset, dans 80 ml de NaCl 0,9 %, donné en 30 min. »*

b) *« 2006-06-01   12:00   P.A. 190/100. Méthyldopa 250 mg I.V. dans 100 ml de D 5 %, donné par Burétrol en une heure.*

13:00   P.A. 164/90. »

ATTENTION ! Il ne faut pas oublier d'inscrire les quantités de soluté utilisées dans le régulateur de volume sur la feuille de dosage des liquides ingérés et excrétés, s'il y a lieu.

En bolus par la dérivation en Y

a) *« 2006-06-01   10:00   Furosémide   120 mg   I.V., soit   12 ml   de 40 mg/4ml, donné par dérivation en 3 min. Diaphorèse lors de l'administration. »*

b) *« 2006-06-01   14:00   Succinate sodique d'hydrocortisone 125 mg, soit 0,5 ml de 250 mg/ml, donné I.V. c̄ pousse-seringue. Se plaint de bouffées de chaleur pendant l'administration. »*

ATTENTION ! Il n'est pas requis d'inscrire la préparation détaillée du médicament lorsqu'il se présente en poudre et qu'il doit être reconstitué avec une quantité précise d'eau stérile ou de solution saline pour injection ; cela allonge la description de l'acte. Il arrive de plus en plus fréquemment que les médicaments devant être administrés par voie intraveineuse soient préparés par le service de pharmacie. Dans les milieux où le *Profil pharmacologique* est informatisé, les détails de la reconstitution ne sont pas mentionnés sur cette feuille. Même s'il n'est pas nécessaire de spécifier le temps pris pour l'administration, certains centres peuvent exiger que ce soit noté, spécialement quand le médicament est ajouté à un régulateur de volume ou qu'il est administré en bolus.

Par minisac

a) *« 2006-06-01   21:00   Métronidazole 500 mg I.V. par minisac sur dérivation de NaCl 0,9 %. Administration terminée à 22 heures. »*

ou   *« 21:00   Métronidazole 500 mg I.V. par minisac sur dérivation de NaCl 0,9 %, donné en une heure. »*

Dans le cas où il y a incompatibilité avec un autre médicament ou avec la perfusion originale, on doit, bien sûr, arrêter celle-ci et installer une solution compatible avec le médicament à administrer. On ne précise pas cette étape dans les notes d'évolution. On spécifie seulement que le médicament a été donné *« par la dérivation de... (nom de la solution compatible choisie) »*.

Exemple

a) *« 2006-06-01   08:10   D 5 % 250 ml + héparine 25 000 unités, en cours, perfuse à 10 ml/h sur pompe Ivac.*

10:00   Céfazoline 500 mg I.V. par dérivation de Dextrose 5 %. »

Il faut retenir que ces descriptions ne s'appliquent pas dans les établissements où il existe une feuille pour l'inscription des médicaments. Les mêmes renseignements s'y retrouvent : la date et l'heure d'administration, le nom du médicament, la dose administrée et la voie d'administration. Tout ce qui n'est pas consigné sur cette feuille, telles les réactions du client et les particularités reliées au médicament, est alors ajouté dans les notes d'évolution.

Si l'utilisation d'une **pompe à perfusion**, ou pompe volumétrique, est requise pour administrer un volume exact de solution intraveineuse ou une médication spécifique, on rapporte au dossier :

- l'heure de la mise en marche de la perfusion et de la pompe ;

- toutes les données concernant la perfusion elle-même ;

- les éléments de surveillance en rapport avec le médicament perfusé, quand c'est approprié.

Exemples

Pour un client utilisant un dispositif d'auto-analgésie à la suite d'une déchirure ligamentaire.

a) *« 2006-06-01   16:10   Morphine 50 mg, soit 1 ml de 50 mg/ml, dans 49 ml de NaCl 0,9 %, sur pompe.*

16:30   Évalue sa douleur à la face interne du genou gche à 3/10. Incapable de plier sa jambe à un angle < 120°. »

b) *« 2006-06-01   08:15   D 5 % H$_2$O en cours, perfuse à 40 ml/h.*

09:00   D 5 % H$_2$O 250 ml c̄ héparine 25 000 unités installé sur pompe Ivac à 11 ml/h. »

Lorsque la **perfusion intraveineuse est terminée**, parce que le médecin l'a cessée, les notes d'évolution comprennent :

- l'heure de l'arrêt de la perfusion ;
- la description de l'acte ;
- les caractéristiques du site d'insertion ;
- la réaction du client, s'il y a lieu.

Exemple

a) *« 2006-06-01 18:25 Soluté enlevé. Site d'insertion sensible au toucher, Ø rougeur, Ø œdème. »*

ATTENTION ! Si l'on constate que l'aiguille ou le cathéter est endommagé, on le spécifie dans les notes ainsi que les actions posées à ce moment. Un centre peut également demander qu'un rapport d'incident/accident soit complété.

Si l'infirmière installe un **cathéter I.V. à injections intermittentes**, elle précise dans ses notes[12], tout comme pour la mise en place d'une perfusion :

- la date et l'heure d'installation du cathéter ;
- le type et le calibre de cathéter installé ;
- le site d'installation.

Exemple

a) *« 2006-06-01 11:00 Cathéter I.V. n° 20 avec bouchon-membrane installé dans la veine radiale de l'avant-bras gauche. »*

Comme il faudra **irriguer le cathéter** régulièrement selon la procédure appliquée dans le milieu, il se peut que cet acte soit noté sur la même feuille que celle où les médicaments sont enregistrés, ou encore sur une feuille d'enregistrement systématique. Si tel n'est pas le cas, l'infirmière inscrira l'irrigation du cathéter en respectant les points suivants[13] :

- L'heure où l'acte est posé ;
- Le nom et la quantité de la solution employée pour l'irrigation ;

- L'aspect du site d'insertion.

Exemple

a) *« 2006-06-01   22:00   Cathéter I.V. irrigué avec 1 ml de NaCl 0,9 %.
Retour veineux, site d'insertion intact. »*

Lorsque le client reçoit une **transfusion sanguine** ou un **dérivé du sang**, on inscrit au dossier[14] (à moins que ce soit sur un formulaire d'enregistrement systématique) :

- les signes vitaux avant la transfusion ;

- l'heure du début de la transfusion ;

- la sorte de solution administrée : culot globulaire, concentré plaquettaire, plasma, albumine sérique ;

- le numéro de l'unité de sang transfusé, lorsque le client en reçoit plus d'une ;

- le détail de l'installation (comme il a été vu pour une perfusion intraveineuse), si le client n'a pas déjà un soluté en fonction ;

- le débit de la transfusion ;

- les signes vitaux pris pendant l'administration : 15 ou 30 minutes après le début, ou selon la politique de l'établissement ;

- les réactions transfusionnelles, s'il y en a, et les interventions posées à ce moment ; si le client ne présente aucune réaction à la transfusion, on le spécifie également ;

- l'heure de l'arrêt de la transfusion ;

- les signes vitaux pris après la transfusion ;

- la reprise de la perfusion primaire, selon le cas.

Exemples

a) *« 2006-06-01   11:15   P.A. 120/84, P 76, R 18, T° 37,2 °C.*

*11:20   Transfusion de culot globulaire, groupe O+,
n° 123456789, unité 1, installée à l'avant-
bras dr. c̄ cathéter I.V. n° 20.*

> *11:45 P.A. 120/80, P 78, R 18, T° 37,1 °C. Perfusion*
> *à 50 gtt./min.*
>
> *13:00 Transfusion terminée, aucune réaction*
> *transfusionnelle.*
>
> *P.A. 124/80, P 76, R 16, T° 37,1 °C. »*

ATTENTION ! Si le client doit recevoir deux sacs de culot globulaire l'un après l'autre, et qu'un diurétique doit être donné I.V. entre les deux administrations de sang, le médicament sera enregistré dans la feuille de *Profil pharmacologique*. Lorsqu'une telle feuille n'existe pas, comme dans les unités de médecine de jour par exemple, le médicament sera ajouté sur la feuille où les traitements sont notés.

---

b) *« 2006-06-01 19:15 P.A. 118/64, P 72, R 16, T° 36,9 °C.*

> *19:30 Albumine sérique 25 % 100 ml, installée au*
> *poignet gche c̄ cath. I.V. n° 18. Perfuse à*
> *40 gtt./min.*
>
> *20:20 Perfusion d'albumine terminée. Soluté NaCl*
> *0,9 % 500 ml à la suite en TVO. P.A. 120/64,*
> *P 74, R 16, T° 37 °C. »*

Beaucoup de précautions sont prises quand il s'agit d'administrer du sang ou un de ses dérivés. De nombreuses vérifications sont faites par deux infirmières (celle qui l'administre au client et une collègue), portant sur l'identification de la solution et du contenant, entre autres. Selon les milieux, les noms des deux infirmières apparaissent sur la réquisition de laboratoire ou sur une carte spéciale de la banque de sang. Si cette pratique n'est pas appliquée, il est recommandé d'ajouter ce détail dans la description de l'acte sur la feuille de notes d'évolution, en plus des autres points.

ATTENTION ! Si le client doit signer un formulaire de consentement à la transfusion, il n'est pas indiqué de mentionner qu'il l'a fait. Comme un tel formulaire doit demeurer au dossier, il est donc facile de vérifier la preuve de l'acceptation du traitement.

Exemple

a) *« 2006-06-01   20:10   Transfusion de culot globulaire groupe A+*
n° 987612345.   Vérifications   faites   avec
L. Lambert inf.
Signature de l'infirmière qui l'installe. »

Il se peut qu'une personne refuse de recevoir une transfusion sanguine, sans
que ce soit par conviction religieuse, et qu'on ait à faire signer une formule
spéciale de refus. Peu importe la politique du centre face à cette situation, il
serait bon de le rapporter dans les notes, comme quand un client refuse de
prendre un médicament. On marque alors :

- la raison invoquée, autre que l'argument religieux ;

- les mesures prises à ce moment-là ;

- le résultat de ces mesures.

Exemple

a) *« 2006-06-01   13:45   Refuse de recevoir la transfusion prescrite.*
Dit qu'il n'en a pas besoin et qu'il a peur
d'attraper des maladies. Ajoute qu'il ne fait
pas confiance aux précautions prises. Informé
des vérifications que l'on fait et des risques de
complications. Refuse tout de même.

14:00   Informations supplémentaires données par
l'interne Marcel. Refuse malgré explications. »

En présence de réactions transfusionnelles, telles que des frissons, de la
fièvre, de la tachycardie, de la tachypnée, de l'hypotension, des céphalées,
des bouffées vasomotrices, des démangeaisons, de l'anxiété ou autres[15], la
première action à poser est d'arrêter la transfusion. Il faut maintenir un
accès veineux avec une perfusion de sérum physiologique (NaCl 0,9 %),
aviser le médecin, vérifier les signes vitaux, observer les signes et les
symptômes, et être prête à procéder à des manœuvres de réanimation si la
réaction transfusionnelle est grave[16]. L'infirmière doit consigner très
précisément toutes ses interventions et observations dans ses notes
d'évolution, en respectant les points suivants[17] :

- Date et heure où la réaction transfusionnelle a été constatée ;

- Signes et symptômes observés, dans l'ordre d'apparition ;
- Type de produit sanguin administré et quantité reçue ;
- Heure du début de la transfusion, et moment précis où elle a été arrêtée ;
- Signes vitaux ;
- Nom du médecin avisé, et l'heure où c'est fait ;
- Prélèvements pour analyses sanguines et urinaires ;
- Autres interventions prodiguées ;
- Réactions du client.

ATTENTION ! L'inscription précise des heures est une information pertinente que l'on devrait toujours retrouver dans les notes d'évolution. Dans des situations d'urgence ou potentiellement préjudiciables pour le client, ce détail est majeur. Cela démontre sans équivoque qu'une surveillance étroite est assurée aux moments opportuns. Il est donc capital d'indiquer l'heure pour chaque observation de même que pour chaque intervention. Regrouper un ensemble de données qui ne sont pas obtenues simultanément pourrait laisser supposer que l'infirmière n'est pas intervenue à temps[18].

Exemples

a) *« 2006-06-01*   *12:00*   *Dextrose 5 % H$_2$O en cours à 60 ml/h.*

  12:20   *P.A. 134/90, P 82, R 22, T° 37,5 °C.*

  12:30   *Arrêt du soluté primaire, remplacé par NaCl 0,9 %. Début de culot globulaire groupe A – n° 987654321.*

  12:45   *P.A. 140/90, P 94, R 24, T° 38,4 °C. Présente des éruptions cutanées rouges aux deux bras. Se plaint de prurit aux bras et de bouffées de chaleur.*

  12:50   *Transfusion arrêtée. Soluté NaCl 0,9 % en fonction.*

13:00	Dr Normand avisé.

13:00   Dr Normand avisé.

13:10   Diphenhydramine 50 mg 1 co. p.o.

13:15   P.A. 136/84, P 86, R 20, T° 37,6 °C. Dit que le prurit est ↓. »

b) « 2006-06-01   17:00   P.A. 124/86, P 78, R 20, T° 36,9 °C.

17:05   Culot globulaire AB + n° 918273645 à 50 gtt./min.

17:20   P.A. 142/90, P 90, R 26, T° 37,1 °C.

17:40   Toux sèche, se plaint de dyspnée et de céphalée temporale bilatérale. P.A. 150/92, P 104, R 30. Transfusion arrêtée, soluté NaCl 0,9 % en TVO. Installé en position semi-Fowler.

17:50   Dr Omer avisé.

18:00   O₂ par lunette nasale à 2 l/min. Furosémide 40 mg, soit 4 ml de 10 mg/ml donné I.V. en 4 min par dérivation de NaCl 0,9 %.

18:15   Dit avoir moins de difficulté à respirer. Spécimen d'urine recueilli pour analyse. »

Quand on prélève du sang par **ponction veineuse** pour un examen de laboratoire, on note :

- la date et l'heure du prélèvement ;
- la méthode de soins ;
- la raison, c'est-à-dire l'examen de laboratoire demandé.

À l'annexe I (n° 1), la feuille de *Paramètres fondamentaux* comporte un espace réservé pour l'inscription des prélèvements ; il en est de même pour la feuille *Évaluation - Triage* à l'annexe I (n° 10). Dans certains secteurs spécialisés, comme les soins intensifs, il existe parfois des formulaires d'enregistrement systématique pour les prélèvements parce qu'on est appelé à en faire très souvent. Quand un système d'enregistrement informatisé est utilisé, les données sont entrées sans qu'il soit nécessaire de les répéter dans les notes d'évolution.

ATTENTION ! Certains clients présentent facilement et rapidement des ecchymoses au site de ponction. Si l'infirmière en fait la constatation peu de temps après avoir effectué un prélèvement sanguin, il serait approprié de l'ajouter dans ses notes d'évolution.

Exemples

a) *« 2006-06-01   06:30   Ponction   veineuse   pour   FSC,   bilan électrolytique, troponine, LDH, créatinine. »*

b) *« 2006-06-01   11:10   Ponction   veineuse :   groupe   sanguin   et épreuve de compatibilité croisée.*

11:30   Ecchymose de 3 cm de diamètre au site de ponction au pli du coude gauche. »

En service de nuit, il arrive très souvent que l'infirmière ait à faire de nombreux prélèvements sanguins pour plusieurs examens. Il serait fastidieux d'écrire tous les spécimens prélevés dans les notes d'évolution. Certains centres ont trouvé une solution à cette situation ; ils font ajouter la date du prélèvement et les initiales de l'infirmière qui l'a effectué sur la feuille d'ordonnances médicales, à côté de la prescription. Dans d'autres centres, un formulaire est réservé pour tous les examens de laboratoire (sur le sang, l'urine, les selles, les expectorations, les autres liquides biologiques, etc.) et est inclus au dossier ; il suffit donc de cocher l'examen demandé, de dater et de signer. Cela épargne beaucoup de temps d'écriture, tout en permettant d'être assuré de trouver rapidement l'information au dossier.

Lorsque le client présente de l'hyperthermie et qu'une **hémoculture** est demandée, on inscrit[19-20] :

- la valeur de la température (raison pour laquelle l'hémoculture est demandée) et des autres signes vitaux ;

- la date et l'heure du ou des prélèvements ;

- la méthode de soins ;

- le site du prélèvement.

Exemples

a) *« 2006-06-01   20:00   T° 38,9 °C, P.A. 136/78, P 96, R 26.*

   20:10   Prélèvement de sang pour hémoculture. »

b) *« 2006-06-01   13:30   T° 39,3 °C, frissons et diaphorèse. P.A. 108/64, P 102, R 28.*

   13:45 et14:05   Hémoculture × 2 au pli du coude droit. »

Dans le second exemple, « × 2 » signifie qu'on a prélevé du sang deux fois pour une hémoculture, aux heures indiquées ; on peut donc calculer qu'il y a un intervalle de 20 minutes entre les prélèvements. Bien sûr, toute hyperthermie doit être signalée au dossier en incluant les interventions posées et leurs effets[21].

Méthodes de soins portant sur la fonction urinaire

Quand le client est incapable d'uriner, qu'il présente de la rétention urinaire et qu'un scan vésical (*bladder scan*) prouve la présence d'une grande quantité d'urine dans la vessie, un **cathétérisme vésical** s'impose. On inscrit alors[22-23] :

- la raison du sondage vésical ;

- le matériel utilisé : type de cathéter et calibre ;

- la date et l'heure de l'exécution du cathétérisme ;

- toutes les observations pertinentes en ce qui a trait à la quantité et aux caractéristiques physiques de l'urine ;

- tout prélèvement d'un échantillon en vue d'une analyse de laboratoire ;

- la réaction du client.

Exemples

a) *« 2006-06-01   04:30   N'a pas uriné depuis son retour de la salle de réveil à 14 heures 30. Globe vésical.*

   04:40   Cathétérisme vésical c̄ sonde Foley N° 14 : 700 ml d'urine jaune clair. Dit être soulagé par la suite. »

93

b) *« 2006-06-01   21:15   Incapable   d'uriner   malgré   plusieurs tentatives.   Globe   vésical   palpable.   Scan vésical : 800 ml d'urine.*

21:30   Cathétérisme vésical c̄ sonde Coudé N° 14 : 750 ml   d'urine   brunâtre   avec   sédiments blanchâtres.   Spécimen d'urine recueilli pour analyse et culture.

23:45   Miction   de   100 ml :   urine   trouble,   odeur forte. »

L'inscription de l'**installation d'une sonde vésicale à demeure**[24] comporte les mêmes points que pour un cathétérisme vésical. Il n'est pas nécessaire d'en justifier la raison puisque, la plupart du temps, le médecin l'a prescrite.

Exemple

a) *« 2006-06-01   10:30   Sonde Foley N° 16 installée. Retour d'urine jaune clair. Spécimen recueilli pour analyse. Tendu lors de l'installation. »*

ATTENTION ! Il est acceptable d'ajouter la quantité d'eau stérile utilisée pour gonfler le ballonnet[25].

Les observations relatives à la **surveillance d'un client porteur d'une sonde vésicale à demeure** incluent :

- des données sur le débit urinaire : couleur, odeur, quantité ;

- toute anomalie, c'est-à-dire les signes pouvant indiquer une infection urinaire : urine brouillée (ou trouble) et malodorante, sensation de brûlure à l'urètre, fièvre, frissons.

Exemple

a) *« 2006-06-01   08:30   Sonde vésicale draine de l'urine jaune, brouillée avec dépôts blancs.*

15:30   Sac de drainage vidé : 850 ml. Urine d'odeur nauséabonde. »

Dans cet exemple, vous remarquerez qu'on note l'aspect anormal de l'urine en début de service, et qu'à la fin de la journée, on complète avec des données sur la quantité et l'odeur. Il n'est absolument pas nécessaire de mentionner à chaque service que la sonde vésicale est en place ; tant qu'on n'a pas signalé qu'elle a été enlevée, il est évident qu'elle est toujours là. Si les caractéristiques observées correspondent à la normalité, on n'en parle pas ; on indique la quantité sur la feuille de dosage des liquides ingérés et excrétés, s'il y a lieu. Par contre, si on constate une anomalie dans l'aspect de l'urine et que cela n'a jamais été rapporté verbalement ou par écrit auparavant, on le note au dossier en précisant :

- l'heure où l'observation visuelle est faite ;

- l'anomalie observée ;

- les mesures prises, s'il y a lieu.

Exemple

a) *« 2006-06-01   18:25   Urine rosée. Hémastix positif.*

> *18:35   Dr Pierre avisé. »*

Lorsque l'on procède à une **irrigation vésicale**, on rapporte dans les notes d'évolution[26] :

- l'heure d'exécution de l'acte ;

- le type d'irrigation : en circuit ouvert ou fermé ;

- le type de solution utilisée et la quantité ;

- les caractéristiques du liquide de retour ;

- la réaction du client.

Exemples

a) *« 2006-06-01   10:45   Irrigation vésicale en circuit ouvert $\bar{c}$ 50 ml de sérum physiologique. Eau de retour trouble avec présence de filaments blanchâtres. Se plaint de douleur sus-pubienne pendant l'irrigation. »*

b) *« 2006-06-01   22:00   Irrigation vésicale en circuit ouvert $\bar{c}$ 100 ml d'eau stérile. Liquide de retour clair. »*

Si le client a besoin d'une **irrigation vésicale continue**, les observations portent sur les mêmes points[27].

Exemples

a) *« 2006-06-01   23:30   Irrig. vésicale continue de solution physiologique 1000 ml : liquide de retour jaune clair. »*

b) *« 2006-06-01   07:00   Irrig. vésicale continue $\bar{c}$ solution physiologique 3000 ml : retour rosé. Se plaint de sensation de gonflement dans le bas-ventre. Volume urinaire réel : 600 ml. »*

Dans le cas d'une **instillation vésicale**, les éléments à inscrire au dossier sont :

- l'heure d'exécution de l'acte ;
- le nom de la solution utilisée et la quantité ;
- la durée de l'instillation ;
- les caractéristiques du liquide de retour ;
- la réaction du client, quand c'est approprié.

Exemple

a) *« 2006-06-01   10:00   Solution de Nupercaïne à 0,2 % 150 ml instillée dans la vessie pendant 30 min : liquide de retour clair. Ne se plaint d'aucun inconfort pendant que la sonde est fermée. »*

L'inscription du **retrait d'une sonde vésicale** tient compte :

- de l'heure d'exécution de l'acte ;
- de la méthode de soins ;
- de l'heure de la première miction et de la quantité d'urine, si on l'a mesurée ;

- de la réaction du client, si c'est approprié ;

- des autres interventions effectuées, s'il y a lieu.

Exemples

a) *« 2006-06-01 08:10 Sonde Foley enlevée. Se plaint de brûlure à l'urètre. Boit 300 ml de liquide au déjeuner.*

11:30 Miction de 225 ml, urine jaune clair. »

b) *« 2006-06-01 13:00 Sonde vésicale enlevée.*

15:40 A uriné dans la toilette. »

Pour un client porteur d'un **condom urinaire** (étui pénien, condom Texas), on note au dossier[28] :

- l'heure de l'installation du condom ;

- les caractéristiques de l'urine ;

- toutes les observations pertinentes en ce qui a trait à l'état de la peau du pénis ;

- la réaction du client, si cela s'avère opportun.

Exemple

a) *« 2006-06-01 21:00 Condom urinaire installé pour la nuit.*

23:30 Cherche à enlever le condom.

2006-06-02 07:15 Condom urinaire enlevé. Urine drainée : 450 ml, urine claire. Peau du pénis non irritée, Ø œdème. »

Méthodes de soins portant sur la fonction intestinale

Afin de soulager un client ayant de la flatulence, on installe un **tube rectal**. On marque alors au dossier :

- l'heure ;

- la méthode de soins ;

- si des gaz ont été évacués et si la distension abdominale est diminuée ;

- la durée de l'intervention.

Exemple

a) « *2006-06-01   13:45   Abdomen ballonné, incapable d'évacuer les gaz.*

              13:55   Tube rectal mis en place.

              14:25   Tube enlevé : abdomen moins ballonné, a évacué des selles liquides et des gaz par le tube. Dit être soulagé. »

On peut facilement calculer la durée de l'intervention d'après les heures inscrites. Évidemment, on aurait aussi pu écrire « *tube enlevé après 30 minutes* ». Dans l'une ou l'autre façon de le noter, on a l'information complète ; c'est ce qui compte.

Lorsqu'un **lavement** est administré dans le but de soulager un client souffrant de constipation ou de le préparer à une chirurgie ou à un examen, on précise[29-30] :

- l'heure d'exécution ;

- le type de lavement : évacuant, Fleet, huile minérale, etc., et la quantité, si cela s'applique ;

- le temps de rétention quand c'est pertinent ;

- le résultat : description des selles (quantité, couleur, consistance) ;

- la réaction du client, si c'est jugé approprié.

ATTENTION ! Il n'existe pas de moyen objectif de mesurer précisément la quantité des selles évacuées. Théoriquement, il serait possible de quantifier en millilitres des selles liquides, à condition qu'elles soient recueillies dans un bassin de lit. Si les fèces sont dans la cuvette de la toilette, il est impossible d'en déterminer la quantité exacte. Des termes comme *abondante, peu abondante,* ou *moyenne* ne décrivent pas une quantité avec précision ; ils ne devraient donc jamais être utilisés. Il est beaucoup plus important de s'attarder à décrire la consistance des selles plutôt que la quantité. Quand le client est capable de dire s'il est soulagé ou non, on rapportera plutôt la sensation de soulagement qu'il éprouve.

Autrement, cela demeure une description démontrant la subjectivité de l'infirmière.

Exemples

a) *« 2006-06-01   14:00   Se plaint de crampes abdominales. N'a pas eu de selles depuis 3 jours.*

14:30   Lavement Fleet donné. Efficace : évacue des selles brunes fermes. »

Même si on utilise le terme *efficace* dans cet exemple, vous pouvez constater qu'on décrit en fait ce qu'il représente comme résultat. Ainsi formulé, c'est acceptable. Employé seul, le terme est imprécis.

Avez-vous remarqué qu'on a spécifié la justification du lavement, comme on le fait pour un médicament prescrit PRN ? Ce n'est pas nécessaire quand il s'agit d'un soin préparatoire à une épreuve d'investigation ou à une opération chirurgicale.

b) *« 2006-06-01   20:45   Lavement évacuant 500 ml. Incapable de retenir la solution. »*

Si les fèces ne peuvent être observées parce que le client a tiré la chasse d'eau, on s'enquiert du résultat auprès de lui, et on décrit l'information obtenue subjectivement.

c) *« 2006-06-01   15:20   Dit avoir évacué des selles dures, abondantes. »*

En présence de fécalomes impossibles à évacuer, l'infirmière peut devoir procéder à un **curage rectal**. La description de l'extraction digitale des fèces comprendra :

- l'heure d'exécution ;

- les caractéristiques des selles[31] : quantité, odeur (si pertinent), couleur, présence de mucosités ;

- la réaction du client.

a) *« 2006-06-01   14:00   Curage rectal : extraction de fécalomes noirs
                                avec mucosités. »*

ATTENTION ! Comme pour l'évacuation de selles après un lavement, il
est difficile de mesurer la quantité de fécalomes enlevés. On peut cependant
mentionner que *l'ampoule rectale est vide* après l'exécution de la méthode
de soins.

---

b) *« 2006-06-01   14:00   Suintement de selles liquides à l'anus. Curage
                                rectal de fécalomes brun foncé. Dit se sentir
                                faible. P : 48 irrég. 5 min après début de
                                l'extraction. P : 58 rég. ≈ 10 min après arrêt
                                de la manœuvre.*

*14:40   Évacue d'autres fécalomes sans avoir recours
           à une extraction digitale. Ampoule rectale
           vide. Dit se sentir soulagé. »*

ATTENTION ! Dans ce deuxième exemple, vous remarquerez l'ajout
des signes de réflexe vagal. Ces données sont extrêmement importantes à
consigner si elles sont observées, de même que les interventions posées.

Pour le client porteur d'une **colostomie** et qui nécessite une **irrigation**, on
spécifie dans les notes :

- l'heure de l'irrigation ;
- le type de solution utilisée et la quantité ;
- les caractéristiques des fèces évacuées ;
- la tolérance du client.

Exemple

a) *« 2006-06-01   09:45   Irrigation de colostomie c̄ 1000 ml d'eau
                                tiède. Selles molles, brunâtres. Évacue des
                                gaz. Se plaint de légères crampes durant
                                l'irrigation. »*

Quand on **change le sac collecteur d'une stomie** (colostomie, iléostomie), on note alors[32] :

- l'heure du changement du dispositif collecteur ;
- l'état de la stomie : présence ou absence d'œdème, coloration anormale, etc. ;
- la condition de la peau péristomiale ;
- l'aspect des fèces évacuées ;
- la nature des bruits intestinaux ;
- toute observation pertinente concernant le comportement du client par rapport à sa stomie.

Exemples

a) « *2006-06-01   15:00   Disque stomahésive et sac collecteur changés. Ø œdème de la stomie, mais coloration rouge foncé. Peau péristomiale rosée, sèche. Selles pâteuses. Refuse de regarder sa stomie, exprime son dégoût et sa gêne de porter un sac sur l'abdomen.*

15:30   Appel au Dr Qiang ; informé de l'état de la stomie. »

On a ajouté ce qui a été fait relativement à une caractéristique anormale de l'état de la stomie. Les notes montrent ainsi la surveillance étroite qu'assure l'infirmière. À la suite de l'appel au médecin, on inclurait l'exécution des interventions supplémentaires prescrites, si tel était le cas.

ATTENTION ! À moins que ce ne soit indiqué au kardex, au plan de soins ou au plan thérapeutique infirmier, le type de sac et le type de barrière cutanée utilisés pourraient être ajoutés dans la description de la méthode de soins exécutée.

Selon le stade d'acceptation du client de cette situation nouvelle et des implications sur ses habitudes de vie, il peut s'avérer fort utile d'être plus descriptif de sa participation aux soins, comme dans l'exemple suivant :

b) *« 2006-06-01   15:00   Change lui-même son sac de colostomie. Peut expliquer les signes de complications. Pose des questions sur les aliments provoquant des gaz. Verbalise sa crainte de sortir en public à cause de ce problème. »*

De telles observations renseignent sur son intérêt à se prendre en charge et guident l'évaluation diagnostique de l'infirmière dans l'identification juste de problèmes infirmiers. En plus, ces informations seraient fort utiles à l'infirmière de liaison qui aurait à demander des services infirmiers à un CLSC.

Méthodes de soins nasogastriques

L'infirmière qui a installé une **sonde nasogastrique** (tube de Levin, Salem) inscrit l'acte au dossier en précisant[33] :

- l'heure d'installation ;

- la sorte de tube et le calibre ;

- la narine où on l'installe ;

- les caractéristiques du drainage gastrique ;

- si le tube est relié à une succion gastrique ou s'il est en drainage libre ;

- la tolérance du client.

Exemples

a) *« 2006-06-01   10:40   Tube de Levin n° 14 installé dans la narine droite, relié à la succion gastrique intermittente à faible force d'aspiration. Draine 300 ml de liquide verdâtre. »*

b) *« 2006-06-01   21:00   Levin n° 12 installé dans la narine gche. Agité pendant l'installation, nous repousse, cherche constamment à nous agripper les mains, ne collabore pas. Nauséeux. Tube en drainage libre draine 50 ml de liquide brunâtre avec présence de grumeaux noirs. Se calme une* *fois le tube installé, ne tente pas de l'enlever. »*

En période postopératoire, l'infirmière doit fréquemment s'assurer du bon **fonctionnement du drainage gastrique**. Ses notes d'évolution porteront sur :

- la quantité de liquide drainé pendant le service ;

- les caractéristiques du drainage : couleur, odeur, consistance.

Souvent, le second point est noté au début du service, et le premier à la fin, quand la bouteille de drainage est vidée.

Exemple

a) *« 2006-06-01   08:20   Tube de Levin draine du liquide verdâtre.*

15:30   Drainage gastrique total : 200 ml, liquide visqueux. »

Si la quantité de liquide est inscrite sur la feuille de dosage, dans la section des excreta, on pourrait éviter de la répéter dans les notes. Tout comme pour la surveillance d'un système de drainage urinaire, on notera toute anormalité du liquide gastrique en tenant compte :

- de l'heure où l'observation visuelle est faite ;

- de l'anomalie observée ;

- des mesures prises, s'il y a lieu.

Exemple

a) *« 2006-06-01   02:40   Salem draine des caillots sanguins. Faciès pâle, P.A. 90/64, P 110 faible.*

02:50   Dr Roland informé.

03:00   Prélèvement sanguin pour Hb Ht. »

L'irrigation d'une sonde nasogastrique s'inscrit au dossier en spécifiant[34] :

- l'heure de chaque irrigation ;

- la solution utilisée et la quantité ;

103

- les caractéristiques du liquide de retour, et la quantité si possible ;

- la réaction du client, si c'est jugé pertinent.

Exemple

a) *« 2006-06-01   09:00 et 11:00 Levin   irrigué   c̄   20 ml   de   sérum physiologique : eau de retour claire, 30 ml de liquide retirés. Se plaint de douleur à la gorge. »*

ATTENTION ! La quantité de liquide retirée lors de l'exécution de la méthode est souvent calculée comme excreta. Il n'est alors pas nécessaire de l'inclure dans la description de la méthode de soins.

On portera une attention particulière sur l'observation de la solution de retour et sur les réactions significatives du client. Quand les éléments observés sont exactement les mêmes d'une exécution à l'autre, on rajoute seulement les nouvelles heures à côté de la première inscription, comme dans l'exemple ci-dessus. Dès qu'une donnée diffère, la note doit être distincte.

Lorsque le **retrait d'un tube nasogastrique** s'impose parce que son utilisation n'est plus requise, on note alors :

- l'heure du retrait ;

- les caractéristiques du liquide gastrique drainé, si le tube était relié à un appareil d'aspiration continue ;

- l'état de la peau autour de la narine, si c'est approprié, et les actions entreprises s'il y a des particularités ;

- la réaction du client.

Exemples

a) *« 2006-06-01   13:15   Tube nasogastrique enlevé. A drainé 100 ml de liquide jaunâtre visqueux. Peau intacte à la narine droite. Se plaint de nausées après le retrait du tube, refuse antiémétiques. »*

b) « *2006-06-01   15:00   Levin enlevé, aucun liquide drainé. Peau sèche à la narine gauche, vaseline appliquée.* »

ATTENTION ! Si la quantité du liquide gastrique drainé est inscrite sur le bilan des liquides ingérés et excrétés, il n'est pas nécessaire de répéter l'information dans les notes d'évolution.

Si le client reçoit une alimentation par **gavage**, afin de combler ses besoins alimentaires et liquidiens, l'infirmière écrit dans ses notes[35] :

- l'heure d'installation du gavage ;

- la quantité et la sorte de préparation administrée ;

- la réaction du client ;

- toute réaction indésirable lors de l'alimentation par sonde.

Exemple

a) « *2006-06-01   08:15   Gavage Ensure pleine force 500 ml. Se plaint de crampes abdominales lors de l'administration. Prend la solution en une heure.*

12:15   N'accuse aucune douleur pendant le gavage.

12:45   A reçu 600 ml d'Ensure pleine force. »

ATTENTION ! L'alimentation par sonde nasogastrique peut s'étendre sur une longue période de temps. Il serait fastidieux de noter chaque administration. Si le gavage constitue le type d'alimentation que le client recevra pendant plusieurs mois, il n'est pas pertinent d'en faire part dans les notes puisque c'est sa façon de prendre ses repas. Par contre, dès qu'une différence est remarquée, que ce soit dans la quantité prise ou la tolérance, on le soulignera alors.

Quand un **résidu gastrique** est vérifié avant l'administration d'un gavage, on écrit[36] :

- l'heure d'exécution de l'acte ;

- la quantité et l'aspect du contenu gastrique résiduel ;

- la quantité de liquide réinjecté, le cas échéant ;

- l'administration subséquente de gavage, s'il y a lieu, telle qu'elle a été décrite précédemment ;

- la réaction du client.

Exemple

a) « *2006-06-01   11:45   Résidu gastrique de 50 ml avec présence de grumeaux laiteux. Résidu réinjecté. Gavage de Flexical 350 ml installé.*

12:30   Gavage terminé. Tolère. »

ATTENTION ! Il faut suivre l'ordonnance médicale ou le protocole de soins concernant l'administration du résidu gastrique. Certains établissements peuvent demander que la quantité résiduelle soit réinjectée et soustraite de la quantité totale de gavage à administrer (comme dans l'exemple ci-dessus où le client reçoit 400 ml). D'autres peuvent exiger qu'on ne tienne pas compte du résidu, à moins qu'il soit supérieur à 100 ou 150 ml, et qu'on donne la quantité prescrite en plus.

Il arrive parfois, malheureusement, qu'il y ait **aspiration bronchique de gavage**. Dans une telle situation, il est important de noter[37] :

- l'heure où les signes d'aspiration bronchique sont observés ;

- les signes observés ;

- les caractéristiques du gavage si on a procédé à une succion : couleur, odeur, quantité approximative ;

- les actions immédiatement posées ;

- l'évaluation de la condition respiratoire du client ;

- le nom des personnes averties, et le moment exact où c'est fait ;

- la réponse du client aux interventions prodiguées.

a) *« 2006-06-01 08:45 Présence de liquide de gavage dans la bouche. Aspiration du gavage : odeur rance, présence de filaments sanguins. Gavage arrêté. A reçu environ 100 ml sur un total de 400 ml. R 30 irrégulière, embarrassée. Extrémités non cyanosées. Installé en position Fowler haute.*

08:50 Dr Samuel avisé.

09:05 R 26, régulière. Nauséeux, vomit ≈ 50 ml de gavage.

09:10 Se rend en radiologie pour R-X pulmonaire.

10:00 Tube nasogastrique enlevé. »

ATTENTION ! Dans une telle situation, il sera extrêmement important de noter judicieusement l'évaluation de la condition du client. Les conséquences d'une aspiration bronchique de gavage pouvant être très graves, il est plus que recommandé de montrer toute la surveillance continue qui est assurée.

Méthodes de soins des plaies

Avant de voir les points détaillés de chaque méthode de soins de cette catégorie, il importe de connaître les termes et expressions spécifiques utilisés pour décrire le type de plaie, son aspect et les exsudats (encadré 2.1). Essayez toujours de les expliquer dans vos propres mots ; vous les retiendrez plus facilement. Le vocabulaire employé aide à préciser les observations et à être concis dans la description.

Pansements

Pansement changé : expression utilisée pour décrire un nouveau pansement qu'on met à la place du pansement original. On enlève le premier pansement et on le remplace par un autre.

Pansement renforcé : le premier pansement est souillé au point où l'on doit rajouter des compresses, sans l'enlever. Le pansement original est gardé en place, et on en ajoute un second par-dessus.

Exsudats de plaie

Écoulement muco-purulent : il contient du pus et du mucus. Il peut être verdâtre, opaque, visqueux, et épais.

Écoulement purulent : une plaie infectée présente souvent un exsudat purulent, c'est-à-dire contenant du pus. Quand l'écoulement est épais, opaque, d'odeur déplaisante, et qu'il est plutôt jaunâtre, verdâtre ou brunâtre, selon le micro-organisme en cause, on dit que c'est un écoulement purulent.

Écoulement sanguin : il contient du sang. S'il est rouge luisant, il s'agit de sang frais. Par contre, si la tache sur le pansement est rouge sombre, il s'agit de sang séché ; l'écoulement sanguin n'est donc pas récent.

Écoulement séreux : il est de couleur jaune ambré et a l'apparence du sérum. Il est transparent et aqueux.

Écoulement sérosanguin : il a l'apparence du sérum sanguin, mais il contient en même temps du sang. Il est plus aqueux que l'écoulement ne contenant que du sang. Le terme *sanguinolent* est synonyme.

Description d'une plaie

Lacération : c'est une déchirure des tissus ; les bords de la plaie sont irréguliers. Une blessure provoquée par des tessons de verre, par exemple, causant une plaie au contour dentelé est appelée lacération.

Plaie propre : plaie qui ne présente aucun signe d'infection. Elle est donc exempte de rougeur, le pourtour est rosé, et il n'y a ni écoulement, ni œdème.

Plaie suintante : elle laisse écouler un liquide quelconque. On remarque donc un suintement séreux, sanguin, sanguinolent ou purulent provenant de la plaie.

Plaie superficielle : elle n'atteint que la couche épidermique de la peau, contrairement à une plaie pénétrante qui comporte une rupture de l'épiderme, du derme et des tissus profonds par pénétration d'un objet (balle de fusil, couteau). Une plaie superficielle ne se limite qu'à la peau, comme une écorchure au genou d'un enfant qui tombe sur le trottoir. On utilise également les mots *abrasion* et *éraflure.*

Pour l'inscription d'un **pansement**, on spécifie[38] :

- l'heure ;

- le type de pansement appliqué : sec, humide, avec drain, mèche, tulle gras, crème ou onguent ;

- les particularités : solution utilisée pour un pansement humide, longueur du drain tiré, sorte de mèche utilisée, nom de la crème ou de l'onguent, etc. ;

- la quantité et les caractéristiques de l'exsudat de la plaie ;

- l'apparence de la plaie ;

- la réaction du client.

Il est important de décrire la **localisation exacte d'une plaie**, ses dimensions (longueur, largeur, diamètre, et profondeur pour un ulcère de pression, en centimètres), l'apparence de la peau environnante et les signes d'infection locale : douleur, sensibilité, exsudat, induration des tissus adjacents[39].

Pour décrire la **quantité de l'écoulement** d'une plaie, on se réfère au nombre de compresses souillées et à la mesure exacte de l'étendue de la tache laissée par l'exsudat sur le pansement. On peut préciser l'étendue de la partie souillée en utilisant une description basée sur le pourcentage, les fractions ou les pièces de monnaie. On a ainsi une mesure objective de la quantité drainée. Des termes comme *abondant, moyen* ou *peu abondant* sont à éviter absolument parce qu'ils portent à confusion, n'étant pas précis[40]. Rappelez-vous également ce qu'il en est des signes ++++[41].

ATTENTION ! Dans certains établissements, il peut exister une légende expliquant la signification des signes ++++. On a donc déterminé ce que veut dire un pansement souillé à 1+, 2+, 3+ et 4+. Comme la référence est la même pour tous, il n'y a donc pas d'interprétation personnelle, et l'utilisation des ++++ est alors acceptable. En dehors de cette exception, la subjectivité de l'infirmière qui décrit un pansement est trop évidente.

Il n'est pas nécessaire de noter que la plaie a été désinfectée ou nettoyée puisque cela constitue une étape essentielle de la méthode de soins, tout comme l'est la désinfection du site d'une injection sous-cutanée ou intramusculaire. Toutefois, lorsqu'une solution différente de celle utilisée habituellement est prescrite pour nettoyer la plaie, on le mentionne. On n'a pas besoin non plus de détailler avec quoi (nombre et grandeur des compresses) le pansement a été refait. On s'en apercevra vite lorsqu'on l'enlèvera.

Les exemples présentés ne respectent pas la description chronologique des étapes de la technique. Comme cela concerne un bloc d'observations, cela n'a pas vraiment d'importance. Lorsqu'on dit que les notes doivent suivre la chronologie, on fait référence aux évènements, et non aux étapes d'une méthode de soins.

Exemples

a) *« 2006-06-01 10:45   Pans. abd. changé. Drain tiré de 2 cm. Pourtour de plaie rouge avec écoulement purulent verdâtre dans la partie inférieure. Au toucher, se plaint de douleur au pourtour du drain. Pans. antérieur : 2 compresses 10 cm × 10 cm souillées au 1/4 de pus verdâtre. Tendu lors du changement de pansement. »*

b) *« 2006-06-01 15:00   Pans. sec refait à l'abd. Pans. antérieur non souillé, plaie propre. »*

c) *« 2006-06-01 11:00   Pansement au coccyx refait. Mèche iodoformée 1,2 cm de largeur, changée. Mèche antérieure souillée de pus verdâtre nauséabond, et une compresse de 10 cm × 10 cm souillée de la grandeur d'un 25 ¢. Pourtour de plaie rouge. »*

d) *« 2006-06-01 19:45   Pansements c̄ Flamazine 1 % et Sofra-Tulle refaits aux 2 jambes. Plaie au mollet dr. suintante : 2 compresses 10 cm × 20 cm souillées à 100 % de liq. séreux. Plaie face antérieure jambe gche : rouge vif, 3 phlyctènes de 2 cm de diamètre contenant* du liquide rosé. Se plaint de prurit au niveau des plaies. »

e) « 2006-06-01 14:30   Pans. humide $\bar{c}$ sérum physiologique refait à l'hypocondre droit. Pans. antérieur : 4 compresses de 10 cm² souillées 1/2 de liq. sanguinolent. Fond de la plaie verdâtre dans sa partie supérieure. Accepte de regarder sa plaie. »

f) « 2006-06-01 13:45   Pansement à la hanche gche souillé de la grandeur de 5 cm de diamètre de sang rouge luisant. Suintement continu. Pans. renforcé avec un coussinet. Se plaint de douleur à la hanche lors du changement de position. P.A. 100/70, P 94 faible. Faciès pâle.

14:30   Pans. souillé de la grandeur d'un 10 ¢ de sang séché, renforcé de nouveau avec un coussinet. P.A. 110/70, P 84. Faciès plus coloré. »

Dans ce dernier exemple, vous remarquerez qu'on a ajouté d'autres éléments de surveillance parce que l'écoulement est anormal. La suite de la description montre l'évolution du problème du client. En lisant de telles notes, il est plausible de croire que l'infirmière assure un suivi adéquat.

ATTENTION ! Il est superflu de noter qu'un pansement est fait *tel qu'il a été prescrit* ; il va de soi que la prescription doit être respectée. Il en est de même pour l'expression *fait selon technique* ; les principales étapes doivent être suivies, de même que les principes d'asepsie.

Pour évaluer l'**importance d'un saignement** quand on doit renforcer un pansement, on peut mentionner le temps que l'écoulement sanguin prend pour imbiber le nombre de compresses ajoutées.

Exemple

a) « 2006-06-01 19:45   Pans. à la cuisse dr. souillé de 10 cm × 5 cm de sang rouge luisant. Renforcé $\bar{c}$ 4 compresses 10 cm × 20 cm.

> *20:30   Compresses souillées à 50 % en 45 min. Pans.*
> *renforcé à nouveau $\overline{c}$ 6 compresses 10 cm ×*
> *20 cm + un coussinet. »*

Pour compléter cette note, on ajouterait les interventions posées : appel au médecin, valeurs des signes vitaux, médication administrée, etc.

La **mesure d'une plaie** est un moyen d'en évaluer le degré d'aggravation ou la progression vers la guérison. L'exemple suivant le montre :

a) *« 2006-06-01   10:25   Pans. au Mésalt refait au coccyx. Pans.*
> *antérieur : 1 compresse 10 cm × 10 cm souillée*
> *à 25 % de sérosité. Plaie de 7 cm de diamètre,*
> *2 cm de profondeur. Pourtour violacé, aucune*
> *sensibilité des bords de la plaie au toucher. »*

Dans le cas où une **irrigation de plaie** est prescrite, les notes d'évolution contiennent[42] :

- l'heure ;

- le type de solution employée et la quantité ;

- les caractéristiques du liquide de retour d'irrigation ;

- l'aspect de la plaie ;

- le pansement refait, comme on l'a vu précédemment ;

- la réaction du client, si c'est pertinent.

Exemple

a) *« 2006-06-01   15:15   Irrig. de plaie à la hanche dr. $\overline{c}$ 50 ml de*
> *solution physiologique. Particules blanchâtres*
> *et filaments sanguins dans le liquide de*
> *retour. Centre de la plaie rouge vif, pourtour*
> *cyanosé. Se plaint de douleur pendant le*
> *traitement. Pans. humide $\overline{c}$ NaCl 0,9 %*
> *refait. »*

Lorsque les **sutures** (points ou agrafes) **d'une plaie sont enlevées**, on consigne au dossier[43] :

- l'heure d'exécution ;

- la description de l'acte ;

- les observations relatives à la plaie ;

- les autres particularités : mise en place de diachylons de rapprochement, de pansement sec ; plaie laissée à l'air, enlèvement de la moitié des sutures, etc.

Il peut être utile d'ajouter le nombre de sutures retirées si on ne les a pas toutes enlevées[44].

Exemples

a) *« 2006-06-01 09:30*   *Sutures à la cuisse gauche enlevées. Plaie propre, laissée à l'air. »*

b) *« 2006-06-01 13:30*   *Sutures enlevées, 1 sur 2, à l'abdomen. Écoulement purulent au niveau des sutures inférieures. Mise en place de Stéri-Strips. Pans. sec refait. »*

c) *« 2006-06-01 11:00*   *Agrafes enlevées à l'abdomen et aux 2 aines. Plaies rosées. Airstrip installé. Informations données sur les soins d'hygiène des plaies. »*

Pour un client ayant un **dispositif de succion portatif** (Hémovac) après une opération chirurgicale, on écrit :

- l'heure de vidange ;

- la quantité drainée ;

- les caractéristiques de l'écoulement.

Exemple

a) *« 2006-06-01 23:30*   *Hémovac vidé : 15 ml de liquide sérosanguin. »*

ATTENTION ! La quantité calculée peut s'ajouter aux excreta. Si le client n'a pas de dosage, elle est inscrite dans les notes, comme dans l'exemple ci-dessus.

Méthodes de soins portant sur la fonction respiratoire

Quand le client reçoit de l'**oxygène**, par masque ou lunette nasale, les notes d'évolution comprennent[45] :

- les détails de l'administration : concentration d'oxygène, matériel utilisé ;

- l'évaluation de la respiration ;

- la réaction du client.

Exemples

a) *« 2006-06-01   16:30 O_2 par masque à 28 %. Respiration profonde à 16/min. »*

b) *« 2006-06-01   08:20   Respire par la bouche, inspiration bruyante, tirage sus-claviculaire, R 34, cyanose des lèvres.*

                   08:25   Installé en Fowler haute, O_2 par lunette nasale à 4 l/min.

                   08:45   Lèvres moins cyanosées, R 28 plus silencieuse. »

c) *« 2006-06-01   08:15   Prend O_2 par lunette nasale à 2 l/min, resp. sifflante.*

                   09:00   Peut faire sa toilette sans O_2. Ø essoufflé. »

Lorsque le client a une respiration très embarrassée par la présence de sécrétions et que l'on doit procéder à une **aspiration**, on écrit[46] :

- l'état respiratoire avant l'aspiration ;

- l'heure ;

- le genre d'aspiration : oropharyngée, nasopharyngée, trachéale ;

- les caractéristiques des sécrétions aspirées : couleur et consistance ;

- l'état respiratoire après l'aspiration.

a) *« 2006-06-01 02:15 Toux grasse non productive. Aspiration des sécrétions par la bouche : sécrétions blanchâtres, aqueuses. Soins buccaux faits. Respire librement par la suite. »*

b) *« 2006-06-01 21:30 Resp. embarrassée. Aspiration par trachéotomie : sécrétions verdâtres, épaisses. Resp. dégagée par la suite. »*

c) *« 2006-06-01 11:30 Aspiration des sécrétions bronchiques par tube endotrachéal : sécrétions jaunâtres, épaisses.*

12:30 Respiration embarrassée malgré aspiration faite 3 fois en 1 h. »

Il est difficile, voire impossible, de calculer précisément la quantité de sécrétions expectorées ou aspirées. L'utilisation des termes *peu abondantes, abondantes* ou *très abondantes* conduit à de l'interprétation. Autant que possible, on se sert de critères mesurables et objectifs. Si le client présente beaucoup de sécrétions et que de nombreuses aspirations sont alors justifiées, il serait préférable d'en mentionner la fréquence, comme dans le dernier exemple. De cette façon, toutes peuvent en arriver à une même déduction approximative de quantité, à partir d'un point tout à fait objectif.

Les soins à prodiguer au client porteur d'une **trachéotomie**, c'est-à-dire le **nettoyage de la canule interne, le changement de pansement et de cordonnets**, se décrivent en considérant[47] :

- l'heure ;

- les soins prodigués ;

- les particularités : aspiration des sécrétions et leur description ;

- l'état de la peau autour de la trachéotomie ;

- la réaction du client.

a) *« 2006-06-01 10:00 Nettoyage de la canule interne et changement de pansement de trachéo. Aspiration* *des sécrétions bronchiques : verdâtres, muqueuses. Tendu lors des soins. »*

b) *« 2006-06-01   15:00   Soins de trachéo. faits. Peau rosée autour de la trachéotomie. Aucune sécrétion, respire librement. »*

Dans les situations où de l'**humidité** est employée, on le soulignera dans les notes, de même que l'effet sur la consistance des sécrétions bronchiques.

Exemple

a) *« 2006-06-01   22:00   Humidité sur trachéo. Resp. embarrassée. Aspiration des sécrétions bronchiques : fluides, blanchâtres. Cherche à enlever le coffret d'humidité. »*

Prélèvements de spécimens

L'infirmière doit souvent recueillir des échantillons des liquides biologiques, lesquels servent à l'évaluation diagnostique de l'état de santé du client. Que ce soit un spécimen de sécrétions bronchiques, nasales ou pharyngées, de l'exsudat d'une plaie, d'urine, de selles, de sécrétions vaginales ou urétrales, elle précise dans ses notes :

- l'heure du prélèvement ;

- la nature de l'échantillon ;

- l'examen de laboratoire demandé ;

- les particularités, s'il y a lieu : par exemple, description de la plaie, des expectorations, etc.

Exemples

a) *« 2006-06-01   07:15   Spécimen de sécrétions bronchiques recueilli pour recherche de B. K. Sécrétions épaisses, de couleur rouille. »*

b) *« 2006-06-01   10:00   Prélèvement d'écoulement de la plaie au mollet gauche, pour culture. Plaie suintante : exsudat séreux dans la partie inférieure de la* *plaie, et purulent jaunâtre dans la partie supérieure. Pans. sec refait.* »

c) « *2006-06-01 06:00 Échantillon d'urine recueilli pour analyse de routine. Urine jaune paille.* »

d) « *2006-06-01 11:00 Spécimen de selles recueilli pour gaïac. Selles noires, pâteuses.* »

e) « *2006-06-01 08:30 Conserve urinaire en cours pour protéinurie des 24 heures.* »

Selon le fonctionnement de chaque milieu concernant les prélèvements pour examens de laboratoire, il est possible que l'infirmière n'ait pas à écrire ces renseignements dans ses notes d'évolution (voir annexe I, n° 1 - Feuille de *Paramètres fondamentaux*). Ce qui compte, c'est de retrouver l'information quelque part dans le dossier.

ATTENTION ! Il est inutile de mentionner que les spécimens ont été envoyés au laboratoire. Il est évident qu'ils s'y retrouveront. De même, les expressions *labo fait* ou *(nom de l'examen) fait* ne sont pas justes, car l'infirmière ne fait que le prélèvement, et non l'examen comme tel.

Application de chaleur, de froid, et bains partiels

Un **enveloppement humide** s'inscrit au dossier en tenant compte :

- de la justification de l'application ;
- de l'heure ;
- de la durée ;
- du type de solution employée, s'il y a lieu ;
- du résultat.

Exemples

a) « *2006-06-01 20:30 Œdème à la main gche. Enveloppement humide chaud pendant 30 min. Main ↑ sur oreiller.*

21:00 Œdème ↓. »

b) « *2006-06-01 09:30 Rougeur et œdème au coude dr., sensible au toucher. Accuse douleur à la flexion du bras.*

09:40 *Enveloppement humide chaud pour 20 min.*

10:00 *Pas d'amélioration de l'état du coude, mais flexion du bras moins douloureuse.* »

c) « *2006-06-01 21:00 Compresses humides c̄ solution physiologique pendant 30 min aux orteils dr.*

22:00 *Se plaint de prurit entre les orteils, peau rouge foncé au gros orteil. Pans. c̄ ung. Polysporin et Adaptic refait. Se plaint de raideur à la mobilisation des orteils.* »

ATTENTION ! Si des modifications de l'état de la peau sont observées à la suite d'une application humide, il faudra les noter comme conséquences du soin. Toute intervention complémentaire sera également détaillée dans les notes, de même que les effets produits.

Quand l'infirmière fait une **application locale de froid** (sac, collier), elle spécifie dans ses notes[48] :

- la raison de l'application ;
- l'heure ;
- le matériel utilisé ;
- l'endroit d'application ;
- la durée de l'application ;
- le résultat obtenu ;
- l'état de la peau avant l'application, quand on observe des particularités, et après l'application.

Exemple

a) « *2006-06-01 16:30 De retour d'angiographie cérébrale carotidienne.*

118

> *16:45*   *Collier de glace région cervicale droite.*
> *Ø gonflement.*
>
> *17:15*   *Se plaint de douleur cervicale légère. Collier*
> *de glace remis en place pour 45 min.*
>
> *18:00*   *N'accuse plus de douleur. Peau intacte.* »

Pour l'**application de chaleur**, les observations comprennent[49] :

- la raison de l'application ;

- l'heure ;

- le matériel utilisé ;

- la région traitée ;

- la durée de l'application ;

- le résultat ;

- l'état de la peau avant l'application, quand on observe des particularités, et après l'application.

Exemple

a)   « *2006-06-01*   *00:50*   *Accuse   doul.   lombaires   lancinantes l'empêchant de dormir. Couché en décubitus lat. dr.*

> *01:00*   *Coussin chauffant à la région lombaire pour 1 h.*
>
> *02:00*   *Dit être moins souffrant.*
>
> *02:30*   *Semble dormir.* »

Si la condition du client nécessite un **bain partiel** pour une partie du corps (main, pied, siège), on écrit alors :

- l'heure ;

- la sorte de bain : manuluve, pédiluve, sédiluve ;

- la solution utilisée ;

- la durée du traitement ;

- l'apparence de la plaie ou de la région traitée ;

- la réaction du client.

Exemples

a) *« 2006-06-01   10:30   Bain de siège avec eau chaude pendant 20 min.*

10:50   Œdème de la région anale diminué. Dit qu'il ressent moins de douleur. »

b) *« 2006-06-01   10:00   Pédiluve pied gche dans sol. de Proviodine durant 15 min.*

10:15   Présence de croûte jaunâtre au pourtour de l'ongle du gros orteil. Ung. Bactroban + pans. sec refait. Dit qu'il ressent constamment des élancements à l'orteil. Pied cyanosé, desquamation de la peau sur le dessus du pied. »

c) *« 2006-06-01   14:15   Manuluve main dr. c̄ Dakin pendant 15 min. Index œdémateux, hésite à le plier.*

14:30   Accuse douleur pulsative à l'index. Écoulement verdâtre à l'ongle, extrémité rouge. Pans. c̄ Sofra-Tulle refait. »

Note et références

1. <http://www.corexcel.com/html/body.documentation.title.ceus.htm> (7 mars 2006).

2. POTTER, Patricia A. et Anne G. PERRY. *Soins infirmiers : cahier de méthodes de soins*, Recherche et adaptation de Carole Lemire, Laval, Groupe Beauchemin éditeur, 2005, p. 132.

3. MASOORLI, Sue. « How to Accurately Document I.V. Insertion », *Nursing*, vol. 32, n° 6, June 2002, p. 65.

4. POTTER, Patricia A. and Anne G. PERRY. *Fundamentals of Nursing*, Toronto, Mosby, 2001, p. 1228.

5. MASOORLI, Sue. *Op. Cit.*, p. 65.

6. POTTER, Patricia A. and Anne G. PERRY. *Fundamentals of Nursing*, *Op. Cit.*, p. 1228.

7. *Ibid.*, p. 1233.

8. À ce sujet, il faut suivre la directive de l'établissement. Il se peut qu'on doive le faire chaque heure, aux quatre heures ou une fois par service.

9. POTTER, Patricia A. et Anne G. PERRY. *Soins infirmiers : cahier de méthodes de soins*, Recherche et adaptation de Carole Lemire, *Op. cit.*, p. 145.

10. HADAWAY, Lynn. C. « Preventing and Managing Peripheral Extravasation », *Nursing*, vol. 34, n° 5, May 2004, p. 67.

11. POTTER, Patricia A. et Anne G. PERRY. *Soins infirmiers : cahier de méthodes de soins*, Recherche et adaptation de Carole Lemire, *Op. cit.*, p. 137.

12. *Ibid.*

13. *Ibid.*

14. « Documenting a Blood Transfusion », *Nursing*, vol. 35, n° 1, January 2005, p. 27.

15. POTTER, Patricia A. and Anne G. PERRY. *Fundamentals of Nursing*, *Op. cit.*, p. 752.

16. *Ibid.*, p. 753.

17. « Documenting a Transfusion Reaction », *Nursing*, vol. 35, n° 3, March 2005, p. 25.

18. *Ibid.*

19. POTTER, Patricia A. et Anne G. PERRY. *Soins infirmiers : cahier de méthodes de soins*, Recherche et adaptation de Carole Lemire, *Op. cit.*, p. 171.

20. AMBROSE, Marguerite S. and Frances W. QUINLESS. *Nursing Procedures,* Springhouse, Springhouse Corporation, 2000, p. 137.

21. BRASSARD, Yvon. *Apprendre à rédiger des notes d'évolution au dossier*, 4ᵉ éd., Longueuil, Loze-Dion éditeur, 2006, Volume 2, p. 20.

22. PULLEN, Richard L. « Inserting an Indwelling Urinary Catheter in a Male Patient », *Nursing*, vol. 34, n° 7, July 2004, p. 24.

23. RUSHING, Jill. « Inserting an Indwelling Urinary Catheter in a Female Patient », *Nursing*, vol. 34, n° 8, August 2004, p. 22.

24. POTTER, Patricia A. et Anne G. PERRY. *Soins infirmiers : cahier de méthodes de soins*, Recherche et adaptation de Carole Lemire, *Op. cit.*, p. 226.

25. *Ibid.*

26. *Ibid.*, p. 230.

27. *Ibid.*

28. *Ibid.*, p. 233.

29. RUSHING, Jill. « Administering an Enema to an Adult » *Nursing*, vol. 33, n° 11, November 2003, p. 28.

30. POTTER, Patricia A. et Anne G. PERRY. *Soins infirmiers : cahier de méthodes de soins*, Recherche et adaptation de Carole Lemire, *Op. cit.*, p. 237.

31. *Ibid.*, p. 239.

32. *Ibid.*, p. 243.

33. *Ibid.*, p. 202.

34. *Ibid.*, p. 204.

35. *Ibid.*, p. 208.

36. *Ibid.*, p. 210.

37. « Documenting Tube Feeding Aspiration », *Nursing*, vol. 32, n° 7, July 2002, p. 74.

38. THOMPSON, Julia. « A Practical Guide to Wound Care », *RN*, vol. 63, n° 1, January 2000, p. 48, 50.

39. SQUIRES, Allison. « Documenting Surgical Incision Site Care », *Nursing*, vol. 33, n° 1, January 2003, p. 74.

40. BRASSARD, Yvon. *Apprendre à rédiger des notes d'évolution au dossier*, 4ᵉ éd., Longueuil, Loze-Dion éditeur, 2006, Volume 1, p. 114.

41. *Ibid.*, p. 116.

42. POTTER, Patricia A. et Anne G. PERRY. *Soins infirmiers : cahier de méthodes de soins*, Recherche et adaptation de Carole Lemire, *Op. cit.*, p. 76.

43. AMBROSE, Marguerite S. and Frances W. QUINLESS. *Op. cit.*, p. 199.

44. *Ibid.*

45. POTTER, Patricia A. et Anne G. PERRY. *Soins infirmiers : cahier de méthodes de soins*, Recherche et adaptation de Carole Lemire, *Op. cit.*, p. 179.

46. *Ibid.*, p. 176.

47. LEMONE, Priscilla and Karen M. BURKE. *Medical-Surgical Nursing, Critical Thinking in Client Care*, New Jersey, Prentice Hall Health, 2000, p. 1379.

48. AMBROSE, Marguerite S. and Frances W. QUINLESS. *Op. cit.*, p. 171.

49. *Ibid.*, p. 170.

CHAPITRE III

NOTES D'ÉVOLUTION DANS DES SITUATIONS PARTICULIÈRES

But de l'étude de ce chapitre

Aider à sélectionner les éléments pertinents à consigner au dossier relativement à des activités de soins précises et dans des situations cliniques spécifiques.

Objectif général

Connaître les informations essentielles à inscrire dans les notes d'évolution par rapport à différentes activités de l'infirmière et différents secteurs où elle exerce sa profession.

Objectifs spécifiques

Après avoir terminé l'étude de ce chapitre, vous devriez être en mesure :

- de décrire l'enseignement fait au client ;

- de décrire pertinemment et de façon concise les périodes d'entretien planifié et non planifié avec un client ;

- de décrire précisément certaines situations où le client vit un problème de santé mentale ;

- de rédiger des notes complètes en périodes préopératoires et postopératoires ;

- d'écrire des notes spécifiques de la surveillance infirmière après un examen diagnostique invasif ;

- d'inscrire précisément la référence au médecin dans le cas où la condition du client le requiert ;

- de rédiger des notes d'évolution détaillées quand le client est victime d'un accident quelconque ;

- de décrire de façon précise et complète les observations relatives aux manœuvres de réanimation ;

- de détailler les informations pertinentes quand le client décède ;

- de décrire des comportements de non-observance ;

- de compléter des notes d'évolution à l'urgence ;

- de rédiger des notes congruentes avec un plan thérapeutique infirmier ;

- de consigner des observations dans des situations courantes de post-partum ;

- d'écrire des notes congruentes avec la gestion du processus de soins.

3.1 Enseignement au client

L'infirmière donne au client l'enseignement dont il a besoin et lui fournit le soutien nécessaire au cours des activités d'apprentissage[1]. On ne peut mettre en doute l'importance de la fonction d'enseignante de l'infirmière, puisque cela représente un aspect essentiel des soins visant la prise en charge par le client de sa situation. Composante déterminante de la relation de partenariat que l'infirmière établit avec le client, la communication pédagogique trouve son essence dans le cœur même des soins infirmiers : un service d'aide.

> « La pratique infirmière vise à rendre la personne (famille, groupe ou collectivité) apte à prendre sa santé en charge selon ses capacités et les ressources que lui offre son environnement, quelle que soit l'étape de la vie qu'elle traverse et quelle que soit la phase de sa maladie. Elle vise également à rendre la personne capable d'assurer son bien-être et d'avoir une bonne qualité de vie[2]. »

La transmission des informations peut être ponctuelle et spontanée ou voulue et planifiée. La planification d'un enseignement exige une démarche structurée qui, inévitablement, est un reflet du plan de soins élaboré pour répondre à un besoin de *connaître*. Peu importe le secteur d'activités où l'infirmière exerce sa profession, les occasions de faire de l'enseignement au client sont nombreuses. À cet égard, il est plus que justifié de retrouver ce point dans les notes d'évolution[3-4-5].

Pour mettre en évidence, dans ses remarques au dossier, l'**enseignement** qu'elle fait, l'infirmière détaille[6] :

- l'heure ;

- le contenu de l'enseignement dispensé ;

- la méthode d'enseignement utilisée, quand c'est approprié : instructions verbales, brochures, écoute de vidéocassettes, visites, démonstration, etc. ;

- l'évaluation de la compréhension du client décrite en termes observables.

La description précise de la réponse du client est particulièrement importante puisqu'elle rend compte des résultats de l'enseignement effectué. Remarquez de quelle façon on le souligne dans les exemples qui suivent.

Exemples

a) **Pour une cliente de 44 ans devant subir une résection partielle de l'intestin grêle :**

> « *2006-06-01 11:00 Enseignement sur les exercices respiratoires (inspirométrie, exercices de toux) : peut les expliquer clairement, utilise correctement l'appareil d'inspirométrie.* »

b) **Pour un client de 53 ans, à domicile, prenant de la digoxine :**

> « *2006-06-01 09:30 Explications sur la façon de prendre son pouls : peut le faire avec précision à l'artère radiale.* »

c) **Pour un client de 49 ans nouvellement diagnostiqué diabétique :**

> « *2006-06-01 11:10 Enseignement fait sur l'hypoglycémie et l'hyperglycémie : énumère les manifestations d'un épisode d'hypoglycémie et explique quoi*

faire lorsque cela se présente. Brochure
Comprendre le diabète *remise.* »

« *2006-06-01*   *10:00*   *Séance d'enseignement sur la préparation et l'administration d'insuline (mélange de 2 insulines, sites, technique d'injection) : oublie d'injecter l'air dans les fioles, prélève des doses incorrectes, nomme les sites d'administration. Dit qu'il ne se sent pas prêt à se piquer lui-même. Regarde la vidéocassette sur la technique de préparation.*

11:15   *Fait lui-même sa glycémie capillaire : 10,5 mmol/L. Prépare son injection sans erreur. Accepte de se piquer, injecte correctement dans la cuisse dr.* »

« *2006-06-01*   *09:45*   *Enseignement sur l'utilisation du stylo injecteur : le manipule selon les explications données.*

11:30   *Sélectionne la bonne dose, injecte correctement, mais n'attend pas le temps requis avant de le retirer.* »

d) **Pour une femme de 24 ans qui vient d'accoucher de son premier bébé et qui l'allaitera :**

« *2006-06-01*   *09:50*   *Session d'information sur l'allaitement maternel (horaire, positions, hygiène des seins, mise au sein, renvoi d'air, durée, arrêt de la tétée) : peut répéter les explications données, exprime ses craintes quant aux difficultés possibles avec son bébé. Dépliants sur l'allaitement remis. Informée des ressources communautaires.* »

e) Pour un client âgé de 73 ans qui doit retourner à domicile bientôt, et qui aura à prendre plusieurs médicaments :

« 2006-06-01   10:30   Enseignement au client et à son épouse sur l'auto-administration des médicaments : peut les préparer correctement, mais oublie le nom. Peut dire pourquoi il les prend, les reconnaît par la couleur. Dit qu'il compte beaucoup sur son épouse pour ne faire aucune erreur. »

ATTENTION ! Quand l'enseignement s'adresse également à quelqu'un de l'entourage du client qui pourrait être directement impliqué dans l'application des explications fournies, il peut s'avérer opportun de le mentionner dans les notes, comme dans le dernier exemple ci-dessus.

---

f) Pour une cliente de 30 ans à qui l'infirmière montre comment faire l'auto-examen des seins :

« 2006-06-01   14:00   Démonstration de l'auto-examen des seins : peut expliquer quand le faire et quoi observer. Capable de le faire tel que démontré. »

Les instructions données **au client lorsqu'il quitte l'établissement de santé** méritent d'être incluses dans les notes de départ[7-8]. On tient compte alors des mêmes points. Quand cela s'applique, on y ajoute des renseignements supplémentaires portant sur les médicaments, les rendez-vous de suivi médical, les ressources auxquelles se référer[9] et les réactions du client. Le renforcement ou la réévaluation de certaines informations peuvent également être mentionnés.

Exemples

a) Pour un client de 50 ans ayant subi un pontage coronarien et qui doit quitter le centre hospitalier après cinq jours :

« 2006-06-01   13:45   Informations données sur les signes d'infection des plaies et le moment de l'enlèvement des sutures : peut expliquer les instructions et la façon de désinfecter les plaies. Avisé de contacter le CLSC en cas de

problème, a les coordonnées de son CLSC et connaît le numéro de téléphone du service Info-Santé. Informé de l'importance du suivi et des dates des rendez-vous médicaux. Dit qu'il verra à les respecter. Explique pourquoi il prend ses médicaments. »

b) Pour une cliente de 60 ans ayant fait un infarctus du myocarde :

« 2006-06-01   09:45   Révision des connaissances sur les moyens de prévenir les douleurs thoraciques : peut dire quoi faire pour éviter l'apparition de DRS. Explique quand prendre de la Nitro et énumère les principaux effets secondaires. Avoue qu'elle aura de la difficulté à changer certaines habitudes comme cesser de fumer et manger moins de gras. Dit qu'elle s'informera des services de son CLSC à ce sujet. Avisée de prendre rendez-vous avec la clinique des lipides du CHU. »

c) Pour une jeune femme de 20 ans atteinte de colite ulcéreuse sévère ayant nécessité une iléostomie temporaire :

« 2006-06-01   14:00   Vérification de ses connaissances des soins de stomie : capable de changer le sac collecteur et le disque stomahésive correctement. Explique clairement tous les soins qu'elle doit apporter à la stomie et à la peau péristomiale. Elle et son conjoint disent qu'ils ont l'intention de demander de l'aide psycho-logique s'ils vivent des difficultés de couple à cause de cette situation. »

Dans la période qui entoure le congé définitif du centre hospitalier, les notes colligées par l'infirmière sont d'une grande utilité pour la continuité des soins quand les services d'un CLSC sont requis. Dans le cadre du virage ambulatoire, de telles données peuvent soutenir les intervenants dans leur intention de rendre la clientèle encore plus apte à se prendre en charge, donc de donner un service réellement adapté à ses besoins. Les *Perspectives d'exercice de la profession d'infirmière* déterminent les résultats escomptés suivants[10] chez le client, ainsi que les éléments de l'exercice[11] relativement au processus thérapeutique :

> *Le client constate une continuité dans les soins et les services qu'il reçoit. (...) connaît les raisons d'une consultation auprès d'un autre professionnel ou il sait pourquoi il est dirigé vers une ressource du milieu.*
>
> *L'infirmière assure le suivi clinique des personnes qui ont des problèmes de santé complexes en procédant à l'évaluation et à la surveillance clinique de leur état, et en ajustant le plan thérapeutique infirmier et le plan thérapeutique médical prescrit au besoin. Elle exerce cette activité dans le cadre d'une approche interdisciplinaire, en collaboration avec le client, et elle établit la liaison entre les différents services, professionnels et établissements concernés.*

ANALYSE D'UNE SITUATION CLINIQUE

Monsieur Théodore, 75 ans, doit quitter l'unité de soins gériatriques bientôt pour retourner chez lui. Comme médicaments, il prend digoxine 0,125 mg die et triamtérène 50 mg 2 co. b.i.d., entre autres. Il les mélange constamment, croyant que le premier le fait uriner et que le deuxième est pour régulariser son rythme cardiaque. Même après plusieurs répétitions, il se trompe parce que les deux pilules sont jaunes. Comme il n'a pas une très bonne vue, il essaie tout de même de les identifier par la couleur. De son côté, madame Ursula, 71 ans, prend théophylline 200 mg b.i.d. et chlorpropamide 250 mg b.i.d.

Valérie est élève infirmière et s'occupe de ces deux clients pour la première fois. Quand elle vient pour administrer les médicaments à madame Ursula, elle vérifie ce qu'elle connaît et constate que la cliente peut dire exactement pourquoi elle les prend. Elle est capable de les distinguer malgré le fait que les deux pilules se ressemblent et qu'elles ont la même couleur. Monsieur Théodore, lui, se trompe encore, et Valérie doit le lui expliquer à nouveau. Pour l'un et l'autre, elle vérifie leurs connaissances de la médication.

Pour qui Valérie devrait-elle écrire une note d'évolution ?

Pour monsieur Théodore. Ce serait très pertinent puisque cela servirait à choisir des interventions individualisées au problème qu'il présente. Dans son cas, il s'agit de renforcer l'enseignement, de trouver des moyens pour qu'il arrive à distinguer ses médicaments et qu'il les prenne correctement une fois à la maison.

La vérification qu'elle fait auprès de la cliente ne révèle aucun élément méritant d'être souligné dans les notes.

3.2 Périodes d'entretien avec le client

L'entretien, dans un contexte de soins, est d'abord une rencontre généralement prévue et planifiée, mais c'est surtout une prise de contact entre deux êtres humains qui, placés l'un devant l'autre, doivent faire connaissance, s'accepter et se respecter afin de pouvoir créer entre eux une connivence thérapeutique. Ainsi, le travail de l'infirmière, quel que soit le domaine où il s'effectue, comporte la nécessité de rencontrer la personne soignée ou sa famille pour recueillir des informations, procéder à des évaluations et aider les individus à affronter certains problèmes[12].

Malheureusement trop peu décrites dans les observations au dossier, les informations recueillies lors des rencontres avec le client constituent un moyen efficace pour identifier ses besoins et reconnaître ses réactions dans un contexte défini ou une situation nouvelle. De petits indices, souvent anodins en soi, peuvent attirer l'attention de l'infirmière et la mettre sur une piste de problème. Son jugement clinique est alors mis en alerte, et elle peut donc s'étendre à une recherche plus approfondie des préoccupations que vit le client. En plus, cela montre, sans équivoque, la considération réelle de la personne dans son entité et son unicité.

Que l'entretien avec le client soit planifié ou non, qu'il se fasse dans le but de l'encourager, de le rassurer, de lui apporter un soutien psychologique, de l'aider à résoudre ses problèmes ou à organiser ses activités, de le divertir ou de l'informer, on notera particulièrement :

- toute réaction jugée pertinente pendant ou à la suite de l'échange.

Exemples

a) **Pour un client de 49 ans maintenant porteur d'une colostomie et qui n'a pas encore accepté cette nouvelle situation :**

  « *2006-06-01   14:20   N'aborde pas le sujet de sa colostomie lors du changement de sac collecteur. Ne regarde pas sa stomie, change de sujet dès que je lui en parle.* »

b) **Pour une cliente de 63 ans atteinte de sclérose en plaques et qui sera transférée au CHSLD :**

  « *2006-06-01   10:45   Informée de son transfert au CHSLD Valois. Dit être inquiète des commodités de ce centre et exprime sa crainte qu'on ne la fasse pas marcher. Dit qu'elle se sent rejetée par sa famille.* »

c) **Pour un client de 37 ans, en réadaptation, qui essaie de s'habituer à l'utilisation d'une prothèse à la suite de l'amputation d'une jambe :**

  « *2006-06-01   19:30   Se dévalorise quant à son amputation : répète qu'il sera un fardeau pour sa famille, qu'il n'arrivera jamais à vivre avec une prothèse. Frappe sa jambe amputée avec ses poings. Entretien de soutien psychologique par exploration de ses sentiments : dit qu'il se sent incapable de s'adapter à sa nouvelle condition, même si sa famille l'aide beaucoup à ce propos. Ajoute qu'il n'aime pas voir sa jambe amputée et qu'il ne veut pas devenir un fardeau pour les siens.* »

Des notes qui indiquent les réactions de la personne montrent la complexité des situations qu'elle vit et des comportements d'adaptation qu'elle adopte. Cela peut donc guider l'infirmière directement impliquée dans la relation avec le client, et toute l'équipe de soignants. **Il ne faut pas oublier que tout ce que vous écrivez peut être fort utile pour des collègues infirmières et d'autres intervenants**[13-14].

ANALYSE D'UNE SITUATION CLINIQUE

Madame Wayne, 48 ans, a subi une tumorectomie au sein gauche. Au moment où l'infirmière change son pansement, la cliente pose des questions sur les exercices à faire pour avoir moins de douleur à la mobilisation du bras et sur la cicatrisation de la plaie. Elle n'hésite pas à regarder l'incision et demande même un miroir pour mieux la voir. Elle exprime ouvertement ses émotions quant à l'image qu'elle a de son apparence et, sans tenir de propos négatifs, elle sait qu'elle aura à s'habituer à se voir différente. *« Je sais que j'ai été opérée à temps et je crois sincèrement que ça ira bien après la radiothérapie. J'ai vraiment confiance en l'avenir »*, ajoute-t-elle, convaincue.

Monsieur Xavier, 42 ans, a des brûlures du troisième degré au thorax et à l'abdomen. À la maison, il s'est endormi dans son fauteuil avec sa cigarette, et ses vêtements ont pris feu. L'infirmière change ses pansements deux fois par jour. Ce matin, elle constate que le client répond par *oui* ou *non* à ses questions et qu'il détourne le regard quand le pansement est enlevé. Elle lui demande alors s'il est incommodé par la vue de ses plaies. Il lui répond : *« Dépêchez-vous de finir au plus vite »*, et arrête de parler.

L'infirmière devrait-elle écrire une note pour chacun des clients ? Justifiez votre réponse.

Oui, même si l'échange avec madame Wayne ne laisse supposer aucun problème sur le plan de son apparence. L'expérience que la cliente vit est probablement difficile, mais elle démontre qu'elle est capable d'y faire face avec une attitude positive et réaliste. On pourrait mettre cet aspect en évidence en écrivant que la cliente *accepte de regarder sa plaie et qu'elle dit être confiante quant au résultat des traitements.*

La situation de monsieur Xavier alerte l'infirmière par rapport à une altération de l'image corporelle. Le contact qu'elle a avec le client lors du changement de pansement lui fournit des indices non négligeables dans l'identification d'un tel problème. Il serait donc fort intéressant qu'elle consigne ses observations dans une note au dossier. Cela montrerait les difficultés que le client rencontre pour s'adapter à sa situation actuelle. La note pourrait être ainsi libellée :

> *« Lors du changement de pansement, répond aux questions par* oui *ou* non. *Détourne le regard quand le pansement est enlevé. Si j'essaie de lui faire verbaliser ce qu'il ressent, il demande que je me dépêche, et arrête de parler. »*

Lorsque l'infirmière **planifie des entrevues structurées** afin d'aider le client à clarifier les sentiments qu'il vit, de l'amener à entrevoir des solutions ou à exprimer ce qu'il ressent, que ce soit dans un contexte de santé mentale ou autre, elle devrait écrire au dossier :

- l'évaluation du client, c'est-à-dire son humeur, son comportement verbal et non verbal, sa disposition psychologique ;

- le contenu de la rencontre, c'est-à-dire le but, les sujets abordés, les interactions significatives, les difficultés survenant pendant l'échange ;

- la durée ;

- la façon dont l'entretien se termine : les ententes conclues et le suivi prévu, s'il y a lieu.

Exemples

a) *« 2006-06-01   10:45   Entretien de 40 minutes. Réticent à la rencontre quotidienne. Dit qu'il aurait préféré être seul, mais accepte tout de même l'échange portant sur les moyens de contrôler ses comportements violents. Dit qu'il en a assez de parler de ce sujet, s'impatiente, parle fort, serre les poings. Quand je lui fais prendre conscience de ses manifestations présentes, il nie et détourne le regard. Dit : "Mon père était comme ça, et personne ne disait rien. Alors que moi..." Serre les dents et tape nerveusement du pied quand il parle de sa relation avec son père.*

11:25   À la fin de l'entretien, confie qu'il aimerait avoir de l'aide et dit : "Je sais que ce n'est pas correct d'être violent, mais on dirait que je ne peux pas faire autrement. J'aimerais en parler avec mon père, mais il est si fermé." Sourit en disant qu'il a hâte à la prochaine rencontre.»

b) «*2006-06-01 14:15*   *Entretien de 30 minutes. Se berce, pleure en regardant la photo de son fils décédé. Essaie de cacher la photo lorsque j'arrive. Aborde elle-même la mort tragique de son fils handicapé. À mesure que l'échange se déroule, elle parle des projets qu'elle faisait pour lui et de tous les sacrifices qu'elle s'imposait. Dit : "Tout cela a été inutile. J'aurais dû profiter de sa présence plutôt que de vivre dans le futur. Je pense souvent que je n'ai pas été une bonne mère. Pourtant, j'ai tout fait. Pourquoi est-ce que je me sens coupable ?" Quand je fais allusion à son attitude avec ses autres enfants, elle ajoute qu'ils n'ont pas besoin de son aide.*

14:45   *Au moment de la quitter, elle dit en regardant le sol : "Peut-être que je devrais aller le rejoindre." Exige que je la laisse seule quand j'essaie de clarifier ses derniers propos. Me dit qu'elle n'a pas d'idées suicidaires. Sort sa photo et recommence à se bercer.»*

Vous aurez sans doute remarqué la longueur de ces notes. Pour en comprendre la raison, il faut réaliser deux choses : premièrement, dans un contexte de relation d'aide formelle, plusieurs sujets délicats sont abordés, et il est très utile d'en faire ressortir les éléments significatifs, tant du côté des interventions aidantes de l'infirmière que des réactions du client. Deuxièmement, s'il est facile de décrire brièvement une respiration anormale, il en est autrement quand il est question d'émotion, de sentiment et de comportement ; des mots comme *agressif, déprimé, violent, désagréable, confus, anxieux* ou *hostile* ne sont pas descriptifs[15-16]. Il est bon d'écrire immédiatement après de telles rencontres, et de le faire à tête reposée, dans un endroit calme, pour illustrer le plus fidèlement possible l'entretien qu'on a eu et ne rien perdre de la pertinence de son contenu. En lisant ces deux derniers exemples, êtes-vous en mesure de vous imaginer la condition psychologique de ces personnes ? C'est ce qu'il faut viser en écrivant ce genre de notes d'évolution, un peu comme si on prenait une photo du client[17] à un moment spécifique[18].

3.3 Attitudes et comportements du client dans des situations de problèmes de santé mentale

Il ne s'agit pas ici de présenter une gamme complète des problèmes comportementaux. Nous voulons principalement mettre en évidence l'importance de **décrire le plus précisément possible**, sans interprétation, des modifications du comportement. À cet effet, rappelez-vous que l'emploi de la citation textuelle est fortement recommandé[19-20-21]. L'utilité de ces inscriptions se démontre par leur contribution incontestable à l'identification des besoins perturbés, donc du jugement clinique de l'infirmière. Elles servent à poser un diagnostic infirmier juste, tout en permettant de mieux suivre l'évolution de l'état du client selon les objectifs indiqués au plan de soins. Dans un cas comme dans l'autre, elles aident à bien le connaître.

Quand la mention des données au dossier devient routinière plutôt qu'informative, elle perd son sens et ne renseigne pas sur l'état psychologique du client. Il est dommage de constater que trop de formulations stéréotypées et vides de contenu se retrouvent dans les notes ; elles ne sont pas descriptives et sont surtout non individualisées à une personne précise[22]. On doit éviter de les utiliser. En voici quelques-unes :

*Respecte **bien** le temps requis.*

Le mot *bien* est inutile. Il n'y a pas de demi-mesure ; on respecte ou on ne respecte pas un temps donné. Quand on impose une limite à un client, pour une sortie par exemple, et qu'il ne la respecte pas, on n'a qu'à écrire qu'il *revient avec (nombre de minutes) de retard.*

Propos agressifs et vulgaires.

Il vaut mieux rapporter le contenu textuel des propos, même si ceux-ci contiennent des *gros* mots. Ce qui peut sembler vulgaire ou grossier pour l'infirmière ne l'est sans doute pas pour le client.

Menaçant.

Décrivez plutôt le comportement. Par exemple, si vous lisez la note suivante : *« Quand j'aborde le sujet de sa violence, il serre les poings et les dirige vers moi. Dit : "Force-moi pas à parler, sinon..." »*, vous saurez à quoi vous en tenir quand vous rencontrerez le client. Autrement, vous imaginerez beaucoup de scénarios, n'est-ce pas ?

Très *réticente à nous montrer le contenu de sa bourse pour vérification d'objets dangereux.*

Il est préférable d'employer des mots comme *s'objecte, refuse, s'offusque.* On peut dire que la cliente est *réticente* sans le mot *très.* Comment peut-on quantifier un tel comportement ?

Discours délirant.

Rapportez le contenu des propos ou utilisez des paraphrases pour montrer le sujet et la structure du délire.

Propos superficiels adéquats.

Comment comprendre cette expression ? Veut-on dire que le client a des propos sensés quand il parle de la pluie et du beau temps, et que ce n'est pas le cas pour ce qui concerne des sujets plus sérieux ? Est-ce que cela signifie qu'il n'aborde aucun sujet en profondeur ? N'est-ce pas plutôt une formulation vide, comme le sont *s'alimente bien, circule à volonté, pas de plainte formulée* ?

Tournée sécuritaire faite à sa chambre.

Ne le sont-elles pas toutes ? Mieux vaut écrire : *« Tournée faite q. 30 min, q. 45 min »* ou *« Visité q. 10 min, q. 15 min. »*

Bonne autocritique au sujet de...

À la place, décrivez ce qui vous amène à penser cela. Vous serez plus attentive à rapporter les paroles du client et serez donc plus précise.

Semble *bien intentionné.*

Le verbe *semble* laisse toujours une impression de doute et ne devrait pas être utilisé[23] sauf pour le sommeil[24]. Décrivez ce qui vous porte à le croire.

Vous reviendrez forcément à la description des comportements observables en paroles et en gestes.

Bon comportement ou comportement inapproprié.

Que signifient *avoir un bon comportement* ou *être inapproprié* ? Par rapport à quoi ? À quelles normes ? Ces expressions ne reflètent-elles pas un jugement de valeur ? Encore une fois, il faut s'en tenir à rapporter objectivement les agissements du client, et non les conclusions que l'on en tire[25].

Si la description des comportements est relativement facile puisqu'ils sont observables, il n'est pas toujours évident de trouver une façon juste de décrire les **interventions dans un contexte de relation d'aide**. Il est impensable de rapporter tout ce que l'infirmière peut dire au client pour l'aider puisqu'elle ne peut se rappeler toutes les paroles exactes qu'elle a dites. Certaines formulations peuvent cependant être utilisées pour montrer comment on intervient sur le plan psychosocial. En voici quelques exemples :

« *Écoute de soutien :* dit qu'elle accepte les changements de son plan d'intervention individualisé, qu'elle se sent capable de s'y soumettre, mais qu'elle anticipe des difficultés dans ses relations avec sa famille. »

« *Encouragé à verbaliser* sur son comportement violent : dit qu'il ne comprend pas pourquoi on s'acharne à vouloir le changer alors que son père était comme ça, et que personne ne faisait de remarques. »

« *Clarification de ses intentions suicidaires :* refuse d'aborder le sujet, arrête de parler si on insiste. »

« *Révision de l'information* sur la prise de lithium : capable d'expliquer pourquoi il en prend, en énumère les effets secondaires. »

« *Informations données* sur le refus de sortie : pleure, dit qu'elle est incomprise, qu'elle se sent en prison et qu'elle finira bien par se sauver. »

« *Aide à fixer des priorités* concernant son retour en appartement : dit que ça le stresse beaucoup. "Je ne sais pas si je serai capable de vivre seul." »

« *Aide à identifier ses ressources personnelles :* dit qu'elle se sent incapable d'avouer à sa mère qu'elle a eu des relations incestueuses avec *son père. Ajoute : "Je sais que je devrais le dire, mais je suis certaine qu'elle va me rejeter. Elle ne le sait pas. J'ai très peur de ma mère."* »

ATTENTION ! Ces exemples démontrent quelques façons de consigner les interventions de relation d'aide *uniquement*, et non les techniques de communication et les attitudes à adopter pour que les échanges avec le client soient efficaces.

Admission d'un client en psychiatrie

L'admission d'un client à une unité de psychiatrie, tout comme à une unité de soins généraux d'ailleurs, représente une occasion pour recueillir des données contribuant à mieux le connaître et à identifier ses réactions premières à ce qu'il vit au moment de son arrivée. Lors de ce contact, les informations obtenues par l'observation et les échanges verbaux sont déterminantes pour initier une approche individualisée. Il serait donc important de consigner les détails suivants au dossier[26], que ce soit sur un formulaire de *collecte de données* ou sur la feuille de *notes d'évolution de l'infirmière* :

- L'apparence : état de propreté, condition des vêtements, marques sur la peau, présence de pansements, faciès, démarche ;

- L'attitude : verbalisation de plaintes diverses, comportements envers les gens qui l'ont amené à l'unité ;

- L'humeur et l'affect ;

- L'orientation dans les trois sphères ;

- Les autres données objectives et subjectives pertinentes, entre autres, le ton de voix, le débit verbal, les indices de risque suicidaire, etc.

ATTENTION ! Ces informations s'ajoutent à celles plus générales, telles qu'elles ont été détaillées à la page 60 du présent volume.

Exemples

a) Pour un client de 45 ans admis pour état dépressif :

« *2006-06-01 13:45*   *Arrive à l'unité sur pied accompagné de sa fille. Marche en se traînant les pieds. Barbe non rasée, cheveux ébouriffés, vêtements souillés d'aliments, saleté sous les ongles. Répond aux questions par* oui *ou* non, *mais laisse plutôt sa fille répondre à sa place. Faciès pâle, inexpressif. Dit qu'il ne restera pas à l'hôpital : "Je ne vous embêterai pas longtemps." Orienté dans les 3 sphères. Aurait cessé de prendre soin de lui depuis au moins 3 jours et n'aurait pas attenté à sa vie (informations fournies par sa fille). Ne regarde pas sa fille quand elle lui parle. Informé du fonctionnement de l'unité et des activités possibles : regarde le plancher et acquiesce de la tête. Avisé que je m'attends à ce qu'il me réponde verbalement quand je lui pose des questions.*

14:15   Reste à sa chambre avec sa fille, mais ne lui parle pas. Debout devant la fenêtre, immobile. Prend une collation. »

b) Pour une cliente de 32 ans admise pour trouble bipolaire, en épisode de manie :

« *2006-06-01 14:00   Admise à l'unité. Marche d'un pas rapide et fait de grands gestes quand elle parle. Son conjoint est avec elle. Articule exagérément quand elle répond à mes questions, ajoute l'expression* en toute honnêteté *à ses fins de phrases. Passe constamment sa main sur ses cheveux, comme pour les lisser. S'assoit, mais se relève aussitôt. Se fâche si son conjoint lui coupe la parole, mais me regarde en souriant. Dit qu'elle ne prend plus son lithium depuis une semaine (donnée confirmée par son conjoint) : "Je n'ai plus besoin de cette drogue chimique, en toute honnêteté. Je me sens en pleine forme, en toute honnêteté." Passe d'un sujet à l'autre : "Je m'arrange toujours bien. Tu me trouves belle, hein, en toute honnêteté ? Je travaille fort et j'aime les couleurs de l'arc-en-ciel, en toute honnêteté. Aimez-vous mon maquillage, en toute honnêteté ?" Parle de plus en plus vite. Ne ralentit pas son débit verbal quand je lui demande. Orientée dans les 3 sphères.*

14:45 *Se présente à la salle communautaire et aborde d'autres clients en disant : "Je suis une grande cantatrice, en toute honnêteté. Vous ne me reconnaissez pas, en toute honnêteté ?" Donne des tapes aux bras de son conjoint quand il essaie de l'excuser et sourit aux autres tout en étant calme. »*

Description de l'affect

L'affect est la manifestation externe d'un tonus mental émotionnel[27]. Plusieurs qualificatifs peuvent le décrire[28] (voir encadré 3.1) :

- **Déprimé :** réaction de tristesse ou d'abattement ;
- **Émoussé :** réaction affective affaiblie ;
- **Exalté :** réaction d'euphorie ou de très grand bien-être ;
- **Inadéquat :** état émotionnel en désaccord avec la situation ;
- **Labile :** état émotionnel qui change soudainement en l'absence de stimulation extérieure ;
- **Plat :** absence de réaction physique à l'émotion et d'indices visibles de l'état émotionnel ;
- **Stable :** état émotionnel qui ne change pas brusquement en l'absence de stimulation extérieure ;
- **Syntone :** état émotionnel qui convient à la situation.

Déprimé ;	Labile ;
Émoussé ;	Plat ;
Exalté ;	Stable ;
Inadéquat ;	Syntone.

ATTENTION ! Le qualificatif seul de l'affect peut ne pas être suffisant pour se faire une représentation mentale de la condition psychologique du client. Pour en avoir une image précise, il serait acceptable de décrire, ici également, les données qui informent du contexte dans lequel l'affect est observé et des manifestations permettant de le qualifier. L'affect se manifeste différemment d'une personne à une autre, d'une situation à une autre.

Exemples de descriptions de l'affect

a) *« Affect déprimé : assis devant la fenêtre, regarde dehors, faciès triste. Incapable de décider des vêtements à mettre quand je lui demande de s'habiller. Dit : "Je suis désespéré, il n'y a pas de solutions pour que je me sente bien. Ce doit être ma faute si on m'a foutu à la porte." Répète qu'il ne comprend pas pourquoi il a perdu son emploi. »*

b) *« Affect émoussé : dit, sur un ton monocorde et avec un sourire en coin, qu'il est très heureux de voir son fils qu'il n'a pas vu depuis 5 ans. »*

c) *« Affect exalté : parle et rit fort lorsqu'elle apprend que sa sortie de fin de semaine est autorisée. Me serre dans ses bras et crie : "Je suis heureuse, je suis heureuse, je suis heureuse." Saute à pieds joints, frappe dans ses mains et tourne sur elle-même en continuant de crier. »*

d) *« Affect inadéquat quand il parle de l'enterrement de son grand-père, auquel il était très attaché. Rit et se tape les cuisses lorsqu'il décrit les funérailles : "J'ai tellement rit quand on a fermé la tombe. Il y avait une foule, et je m'y suis amusé comme un vrai fou." »*

e) *« Affect labile : dit qu'il pense à ses enfants, rit en disant : "Je n'ai pas été un bon père", et pleure en serrant les dents quand il répète la même phrase. »*

f) *« Affect plat quand elle parle de son bébé mort noyé dans une piscine. Dit d'une voix monotone : "C'était un accident bête. J'ai tout fait pour le réanimer." Aucun geste n'accompagne ses propos, aucune expression faciale de tristesse ou de peine, ne pleure pas. »*

g) *« Affect stable : chaque fois qu'il aborde son grave accident de voiture où il a perdu son épouse, il regarde vers le ciel et dit en levant les mains : "C'est la volonté divine, je n'y peux rien." »*

h) *« Affect syntone : à l'annonce de son congé prévu pour la semaine prochaine, il me remercie et dit qu'il apprécie l'aide qu'il a reçue du personnel. "Je me sens prêt à partir d'ici. J'ai confiance que tout ira bien", ajoute-t-il en me serrant les mains et en souriant. »*

Anxiété

> *L'anxiété fait partie intégrante de l'expérience humaine universelle. Pour la plupart des gens, elle représente un sentiment vague, subjectif et imprécis de malaise, sans objet identifiable, causé par une menace extérieure à l'intégrité de la personne. Le rôle de l'anxiété est d'avertir l'individu d'une menace, d'un conflit ou d'un danger imminents[29].*

L'anxiété se vit à divers degrés et se manifeste de différentes façons. C'est un diagnostic infirmier révélateur de l'intégrité émotionnelle. Lorsque l'infirmière l'identifie, elle consigne :

- le niveau d'anxiété[30] (*léger, modéré, grave, panique*) et les éléments déclencheurs ;

- les comportements indicateurs du niveau d'anxiété ;

- les sentiments exprimés par le client ;

- les mesures prises pour l'aider (interventions, enseignement) ;

- le degré de participation du client et sa réaction à ce qui est fait.

Chaque niveau d'anxiété se reconnaît par des caractéristiques objectives et subjectives. Les facteurs favorisants sont nombreux, que ce soit au regard des besoins fondamentaux insatisfaits, des crises de situation ou de croissance, des changements de vie. Peu importe le secteur de ses activités professionnelles, l'infirmière est susceptible d'en identifier chez les clients à qui elle rend un service d'aide.

ATTENTION ! Les exemples qui suivent ne décrivent pas tous de l'anxiété vue comme diagnostic infirmier. Par contre, ils expliquent un sentiment de malaise assez important pour que l'infirmière s'y attarde et tente d'intervenir pour aider le client.

---

a) *« Anxiété grave par rapport à son état respiratoire : dit qu'il a très peur d'étouffer, tachypnée à 40/min malgré O₂ à 40 %. Tremblements des mains, agrippe les côtés de lit, porte les mains à son cou, se frotte la poitrine. Incapable de respirer profondément même si on le fait avec lui. Demande de ne pas le laisser seul. Respire plus lentement quand on reste près de lui. »*

b) *« Anxiété légère par rapport à ses douleurs gastriques fréquentes : irritable quand on aborde le sujet, dévie la conversation, mouvements répétitifs de pianotage, dit se sentir nerveux, demande qu'on le laisse seul. Dit qu'il ne veut pas d'aide et qu'il est capable de se prendre en mains. Se fâche quand sa conjointe continue la conversation. »*

c) *« Inquiet quant à son retour au travail : demande constamment s'il ressentira des douleurs thoraciques, s'il se fatiguera plus vite que d'habitude, s'il ne devrait pas changer d'emploi. A oublié les informations données. Rappel des activités pouvant déclencher une DRS : capable de les répéter et de dire quoi faire si cela se présente. »*

d) *« Dit qu'elle est très préoccupée par l'issue de son cancer intestinal et qu'elle a peur de devenir très souffrante. Pleure lorsqu'elle parle des changements de son état. Accepte de parler ouvertement de ses préoccupations personnelles et de couple. Rassurée par son conjoint. »*

e) *« Exprime sa crainte de mourir seul : demande, sur un ton impatient, qu'on téléphone à sa femme et insiste pour qu'elle soit à son chevet. Refuse de faire sa toilette et de prendre ses médicaments. Ajoute : "Il est trop tard, ça ne donne rien. Je sens que mon heure est arrivée. Je ne veux pas être seul." Moins impatient en présence de son épouse. »*

Avez-vous remarqué qu'il y a deux parties dans chaque exemple présenté ? La première identifie le sentiment ou le malaise ressenti, qu'on l'appelle *anxiété, inquiétude, peur, préoccupation* ou *crainte.* Dans la deuxième, on détaille les données objectives et subjectives sur lesquelles on s'appuie pour nommer le sentiment. De plus, on y discerne les interventions posées pour tenter d'aider le client, sa réponse à l'approche infirmière, de même que l'impact des personnes significatives.

Vous avez sans doute constaté que de telles notes sont plus longues. Comme pour la description d'un comportement, il est difficile de décrire ces sujets brièvement. Les mots *agressif, anxieux, préoccupé, craintif, inquiet* ne parlent pas d'eux-mêmes, contrairement à des mots comme *hématurie, orthopnée, œdème, céphalée.*

ATTENTION ! Ces exemples ne représentent qu'une première description des manifestations d'anxiété ou de malaise. Dans une situation réelle, des notes démontrant l'évolution de la condition psychologique du client devraient faire suite à la note écrite initialement. Avez-vous remarqué qu'aucune heure ne figure dans ces exemples ?

Agressivité

Quand un **incident violent** arrive, révélateur d'une réaction d'**agressivité**, il importe de noter :

- la situation précédant l'incident, identifiée comme facteur déclencheur ;

- la description des manifestations de violence ;

- les interventions effectuées et leur résultat.

Exemple

a) *« 2006-06-01 20:00 Se querelle au salon avec ses 2 frères au sujet du divorce de ses parents. Crie : "Je vais vous tuer." Frappe l'un d'eux au visage. Lance une chaise par terre et menace son autre frère avec ses poings, en continuant de crier. Quand je me place dans son champ de vision et lui dis : "Ça ne va pas ?", il me regarde et baisse les bras. Je lui propose de le conduire à sa chambre avec un préposé ou de rester seul dans la salle communautaire. Refuse* *loxapine proposé en PRN. Retourne à sa chambre et demande qu'on le laisse seul.*

20:30   *Plus calme, accepte de parler de l'évènement. Tout au long de l'entretien, il parle en serrant les dents et dit : "Si tu racontes ce que je te dis à mes frères, tu vas connaître le même sort. Eux autres, je ne veux plus les voir." Demande qu'on interdise leur visite. »*

Recours à des mesures de contention et d'isolement

À la suite de l'entrée en vigueur de la *Loi modifiant le Code des professions et d'autres dispositions législatives dans le domaine de la santé*, la *Loi sur les infirmières et infirmiers* stipule que l'infirmière peut décider de l'utilisation des mesures de contention[31]. Le recours à de tels moyens de protection doit être envisagé après une évaluation minutieuse de la condition physique et mentale du client, et des risques de blessures pour lui-même ou pour une autre personne (voir encadré 3.2). Leur utilisation devrait être minimale[32]. C'est donc dire que cette décision en est une d'exception et ne doit jamais viser des fins punitives ou palliatives à une surveillance étroite.

Encadré 3.2
Décision de recourir à des mesures de contention et d'isolement[33]

1.	Évaluation initiale et continue :	des manifestations et des comportements du client ; des facteurs étiologiques : déficit cognitif, troubles du sommeil ou d'élimination, douleur, infection, souffrance psychologique, dangerosité ; des besoins physiologiques, psychosociaux et environnementaux du client.
2.	Jugement clinique de l'infirmière :	sur l'état de santé du client ; sur la sévérité du problème : risque pour le client et pour autrui.
3.	Prise de décision :	mesures de remplacement ; mesures de contention envisagées.

146

La *Loi sur les services de santé et services sociaux* énonce expressément que[34] :

> *La force, l'isolement, tout moyen mécanique ou toute substance chimique ne peuvent être utilisés, comme mesure de contrôle d'une personne dans une installation maintenue par un établissement, que pour l'empêcher de s'infliger ou d'infliger à autrui des lésions. L'utilisation d'une telle mesure doit être minimale et exceptionnelle et doit tenir compte de l'état physique et mental de la personne.*
>
> *Lorsqu'une mesure visée au premier alinéa est prise à l'égard d'une personne, elle doit faire l'objet d'une mention détaillée dans son dossier. Doivent notamment y être consignées une description des moyens utilisés, la période pendant laquelle ils ont été utilisés et une description du comportement qui a motivé la prise ou le maintien de cette mesure.*
>
> *Tout établissement doit adopter un protocole d'application de ces mesures en tenant compte des orientations ministérielles, le diffuser auprès de ses usagers et procéder à une évaluation annuelle de l'application de ces mesures.*

De plus, le *Règlement sur l'organisation et l'administration des établissements* oblige d'inclure au dossier de l'usager[35] :

> *Un rapport sur les mesures de contention et d'isolement à l'égard du bénéficiaire.*

L'Ordre des infirmières et infirmiers du Québec considère également l'importance de l'évaluation régulière de la condition du client ayant besoin de telles mesures[36] :

> *L'OIIQ appuie le projet de loi 39 qui préconise l'utilisation minimale des mesures de protection, mais recommande de modifier la formulation de l'article 24 afin de ne pas inclure les substances chimiques parmi les mesures de protection et d'assortir cet article d'une mesure exigeant une évaluation régulière sur une base de 24 heures.*

Le recours à des mesures de contrôle est envisageable dans deux contextes d'intervention, soit l'intervention planifiée et l'intervention non planifiée[37] (voir encadré 3.3). Étant donné que des risques de blessures sont réels pour un client sous contention, que des effets néfastes sur sa condition psychologique peuvent être remarqués, que des répercussions peuvent se manifester chez l'entourage immédiat du client, famille et intervenants, il est indispensable d'obtenir le consentement libre et éclairé du client ou de son répondant légal (voir annexe I, n° 15).

Encadré 3.3
Contextes d'utilisation des mesures de contention[38]

Intervention planifiée :	l'utilisation d'une mesure de contrôle est prévue ;
	l'évaluation du comportement représentant un danger pour le client est primordiale ;
	la décision est prise conjointement avec le client ou son représentant légal ;
	le consentement du client ou de son représentant légal est requis.
Intervention non planifiée :	en réponse à un comportement inhabituel et imprévisible pouvant mettre la sécurité du client ou de l'entourage en danger de façon imminente ;
	justifiée à la suite d'une évaluation initiale et suivie de la condition du client ;
	ne nécessite pas le consentement du client ou de son représentant légal en situation d'urgence.

Si des moyens sont appliqués par la force (restriction physique par une ou plusieurs personnes), leur justification doit être spécifiée dans le dossier. Les interventions dissuasives tentées avant d'en arriver aux actions coercitives seront également ajoutées (par exemple, la demande verbale de se retirer dans sa chambre, les explications fournies, etc.). Si des contentions sont mises en place, il faudra non seulement en mentionner la raison, mais aussi mentionner :

- le type de contention et l'endroit d'installation : aux membres, à la taille ;

- le type de mouvements permis selon le comportement observé ;

- l'état de la peau aux endroits d'installation ;

- la durée de la mise en place de la contention ;

- les visites régulières faites, selon la politique du centre ;

- le comportement justifiant l'enlèvement et celui après que la contention soit enlevée.

Exemple

Pour un client de 56 ans, paraplégique, se déplaçant en fauteuil roulant, hospitalisé dans une unité de soins de courte durée en attente d'un placement en centre d'hébergement, reconnu comme ayant des manifestations d'agressivité fréquentes :

« *2006-06-01   21:40   Revient du fumoir. Se plaint de douleurs généralisées intolérables et exige de voir immédiatement le médecin. Avisé que des analgésiques sont prescrits et qu'il peut en avoir maintenant. Crie en se frappant les cuisses et en sacrant : "Appelle le docteur pour qu'il me prescrive autre chose. La morphine, ça ne fait rien. J'en ai assez de souffrir." Lance tous les objets sur la table près de lui et renverse une chaise. "Je vais faire mettre une bombe dans l'hôpital par mon frère, et tout va sauter. Je suis écœuré de vous autres. Si le docteur vient pas tout de suite, je fais un meurtre." Continue à crier quand je lui dis que je suis disposée à l'écouter. Renverse paniers de linge et chaises qui sont dans le corridor. Appel à la sécurité ; arrivée de 4 agents à 21 heures 50. Reconduit à sa chambre par les agents. Couché par deux préposés et les agents de sécurité, côtés de lit ↑. Agrippe son pot d'eau et essaie de frapper un agent à la tête. Objets, somno et table de chevet éloignés. Se tourne d'un côté à l'autre en frappant les ridelles.*

22:00   *Contention Ségufix installée à la taille. Deux agents de sécurité restent auprès de lui. Refuse de prendre tous ses médicaments, mais plus calme. Ne crie plus, mais serre les dents et les poings. Visite faite q. 15 minutes ad 23:15.*

23:15   *Accepte de prendre sa dose d'analgésique. Demande qu'on enlève la contention. Avisé qu'on la laisse en place jusqu'à ce qu'il se sente en contrôle de son comportement.*

23:30   *Ne dort pas. Un agent de sécurité est à son chevet. Contention enlevée. Peau non irritée à l'endroit d'installation de la contention.*

23:50   *Ne dort pas. Calme, mais refuse de parler de ce qui est arrivé. »*

Fugue

Quand on constate que le client est absent de sa chambre parce qu'il a fait une **fugue**, on spécifie dans les notes :

- tout comportement inhabituel ;
- l'endroit et l'heure où le client a été vu la dernière fois ;
- l'heure du constat de l'absence ;
- les démarches faites pour le retrouver ;
- les personnes averties ;
- le résultat des démarches.

Exemple

a)   *« 2006-06-01   16:30   Se fâche parce que sa sortie pour la soirée est annulée. Nous crie des injures : "Vous êtes tous des hypocrites et des menteurs." Lance des objets par terre, donne des coups de pied aux meubles. Explications supplémentaires sur le refus de sortie. S'enferme dans la toilette.*

150

17:00	*Absent de sa chambre et de l'unité. Introuvable dans l'hôpital malgré recherches par l'agent de sécurité.*
17:20	*A. Yordan, coordonnatrice, avisée, de même que le Dr Zéphirin et la police.*
21:00	*De retour par lui-même. Refuse de parler de sa fugue. Demande qu'on n'avise pas ses parents. Insiste pour qu'on le laisse tranquille. Informé qu'on le visitera q. 20 min. Accepte. S'isole pour écouter la télé. »*

ATTENTION ! Que pourrait-on écrire entre le moment où d'autres personnes sont averties et celui où le client revient ? Rien, à moins qu'on apprenne qu'il ait été retrouvé quelque part.

Suicide

Si le client tient des **propos suicidaires**, il est opportun de noter :

- les indices verbaux et non verbaux, qu'ils viennent du client ou qu'ils soient rapportés par quelqu'un de son entourage[39] ;

- les moyens envisagés par le client pour mettre fin à sa vie et le scénario prévu ;

- les personnes avisées ;

- les interventions et les précautions prises ;

- le résultat de ces interventions.

Exemples

a) « *2006-06-01 14:00 Refuse de prendre son antidépresseur de 14 heures. Dit qu'une voix le lui commande. Ne veut pas en parler davantage si on lui pose des questions.*

14:10 Regarde sans cesse vers la fenêtre. Dit : "Je serai bientôt libéré, on me le promet." Ne veut pas dire de qui il s'agit.

151

14:30	Marche dans sa chambre en répétant que personne ne le regrettera. Regarde constamment la fenêtre. Écoute active pendant 20 min : explique ses raisons de mourir, n'arrive pas à trouver une raison de ne pas se suicider. Dit qu'il n'a pas de plan précis. Pleure, demande de ne pas le laisser seul. Dit : "J'ai peur de ce qu'on va m'obliger à faire. J'ai hâte d'en finir." Accepte de prendre venlafaxine 37,5 mg de 14 h après avoir verbalisé sur sa peur.
14:55	Dr Alexandre informé des intentions du client.
	Visité q. 10 min ad 16 h. »

b) « 2006-06-01

16:30	Appel de sa fille Brigitte m'avisant que lorsqu'elle a quitté sa mère vers 15 heures 45, celle-ci aurait menacé de se suicider.
16:25	Vérification des intentions suicidaires. Dit qu'elle veut se pendre aujourd'hui. "Rien ne va m'arrêter, tout est déjà organisé", dit-elle en jouant avec les cordons de sa robe de chambre. Avisée que quelqu'un du personnel restera en permanence avec elle. Ceintures et cordons enlevés. Écoute de soutien pendant 30 min : dit qu'elle pense au suicide depuis plusieurs jours, qu'elle a choisi un moyen rapide et qu'elle est très sérieuse dans ses intentions : "Ce n'est qu'une question de temps." Refuse de signer un pacte de non-suicide. Avisée de nouveau qu'elle ne sera pas laissée seule.
17:00	Dre Colin informée des intentions de la cliente. Dit qu'elle viendra la voir vers 18 heures. »

(suite des observations)

> **ATTENTION !** Dans ce dernier exemple, il sera EXTRÊMEMENT important de compléter des notes faisant état de la surveillance ÉTROITE de la condition psychologique de la cliente. Plus le scénario est clair, précis, létal, accessible et rapproché dans le temps, plus le risque est grand[40].

Dans de telles situations, les notes devraient montrer le suivi constant pour assurer la sécurité de la personne. Une description rigoureuse du comportement devrait être faite en y ajoutant les interventions directes : présence permanente de l'infirmière, fenêtre verrouillée, enlèvement des objets dangereux, inspection minutieuse de la chambre, médication administrée, médecin averti, etc. Le contenu des échanges peut être difficilement relaté dans sa totalité, d'où l'importance de sélectionner pertinemment les éléments à consigner dans les notes d'évolution. Rien ne doit être omis, et il importe de rapporter tous les détails scrupuleusement.

Délire

Lorsque les opérations de la pensée sont perturbées et qu'on assiste à des **idées délirantes**, on spécifie :

- les propos du délire ;
- les manifestations du comportement ;
- les interventions infirmières et leur résultat.

Exemple

a) *« 2006-06-01   09:30   Se présente à la salle de jeux nu avec un drap sur la tête. Dit qu'il est un grand maître de la méditation et qu'il communique directement avec l'Être suprême. Parle des théories cosmiques, de l'influence des astres, de voyage astral. Dit : "Je peux devenir un grand professeur de yoga. Je suis allé en Inde, et tout le monde me connaît là-bas comme le meilleur gourou." Incapable de se concentrer sur le billard. Reprend ses propos de grandeur. Reconduit à sa chambre, accepte de mettre ses vêtements. »*

Si en plus le client présente des **hallucinations** ou des **illusions**, on note :

- l'évènement précipitant, s'il est connu ;
- le type d'hallucinations : visuelles, auditives, tactiles, olfactives, gustatives, cénesthésiques ;
- leur contenu ;
- les interventions infirmières et leur résultat.

Exemples

a) *« 2006-06-01 22:45*   *Regarde par la fenêtre et dit qu'il voit une longue lampe de poche allumée, dirigée vers lui. S'approche de la fenêtre et répète que quelqu'un veut l'aveugler avec cette lumière. Rassuré par des explications données sur l'objet (lampadaire) : se met à rire et retourne se coucher. Dit : "Je suis fou d'imaginer de telles choses, n'est-ce pas ?"*

                  23:30   *Ne dort pas. Dit qu'il n'arrive pas à chasser l'image de la lampe de son idée. Encouragé à expliquer ce que ça représente pour lui : "C'est comme si je devais avouer quelque chose, mais je ne sais pas quoi." Clarification de ses propos : ne peut donner plus de précision. »*

b) *« 2006-06-01 11:00*   *Avisé de son transfert en famille d'accueil.*

                  12:15   *Redemande de la nourriture. Explique qu'il doit nourrir les bestioles qui sont dans son estomac. Dit : "J'ai des petits monstres très voraces dans mon ventre. Si je ne leur donne pas à manger, ils me mangeront. Je les sens monter jusqu'à ma gorge. Peut-être que vous pourrez les voir. Je les entends même, ils me grignotent l'intérieur." Quand je détourne son attention sur son transfert, il demande encore plus de nourriture. Si je fais allusion au sentiment que son transfert provoque, il arrête de manger et accepte d'en parler. »*

c)   *« 2006-06-01   19:00   Regarde le plafond de sa chambre et fait des gestes de la main en me disant d'une voix basse : "Ça bouge. Le plafond est mou, les murs aussi. Il faut que je m'en aille." Assurée que je vais rester près d'elle : regarde le sol et demeure debout en silence. Accepte de venir avec moi dans la salle de télévision. Dit se sentir mieux. »*

ATTENTION ! Il ne faut pas s'attarder à la longueur des notes, mais à la description claire et objective des comportements, des sensations et des attitudes du client. Autant que possible, efforcez-vous d'utiliser des exemples concrets comme dans ceux présentés ci-dessus.

3.4   Troubles cognitifs

Pour un client présentant des **déficits cognitifs**, il est fréquent de lire le mot *confus* en référence à la désorganisation et à l'incohérence des propos. On ne devrait pas l'utiliser, car cela pourrait laisser croire qu'on est enclin à banaliser l'état psychologique du client en lui apposant une telle étiquette. La confusion mentale est un syndrome complexe où les opérations de la pensée sont perturbées, et fait partie de la liste des diagnostics infirmiers reconnus par l'ANADI[41]. D'ailleurs, on mélange souvent *confusion* et *désorientation*, d'où l'importance de décortiquer ces termes[42]. Il serait donc préférable de préciser :

- le contenu des propos incohérents ;

- la ou les sphères de la désorientation : temps, espace, personnes ;

- la capacité ou l'incapacité de s'orienter avec des repères ;

- les interventions infirmières et leur résultat.

Exemples

a)   *« 2006-06-01   09:00   Désorienté dans les 3 sphères, refuse de mettre ses vêtements. Dit qu'il voit une forêt et qu'il doit sortir pour couper les arbres. Allusion faite à son ancien travail de bûcheron : souriant, visage animé. Accepte de s'habiller sans réticence. »*

b) *« 2006-06-01 19:00* *Demande qu'on lui apporte sa balayeuse parce qu'elle manque d'O_2. Ne reconnaît pas ses visiteurs, mais peut nommer le jour et le mois. Dit que le calendrier remis est dépassé. »*

c) *« 2006-06-01 14:00* *Reconnaît sa fille, marche avec elle dans le corridor. Répète sans cesse qu'on déménage sa chambre chaque jour et qu'elle ne la retrouve jamais. Dit qu'on a dessiné son nom sur la porte, reconnaît le pictogramme avec une rose. »*

d) *« 2006-06-01 21:00* *Refuse d'entrer dans sa chambre, disant que ce n'est pas la sienne, qu'elle est pleine de gens qu'elle ne connaît pas, qu'elle ne peut aller dans sa garde-robe pour conduire sa voiture. Peut dire quel jour et quel mois on est, mais pas l'heure. Désorientée dans l'espace, me reconnaît. Quand je fais semblant de chasser les personnes de sa chambre, comme elle me le demande, elle accepte d'y entrer. Revêt sa jaquette et se couche. »*

Ici également, on doit être pertinent dans les propos qu'on décide de rapporter au dossier. Il n'est pas nécessaire de décrire tout ce que le client dit dans son incohérence verbale ou tous ses agissements inadéquats ; on se retrouverait avec des notes inutilement longues. Il faut donc choisir judicieusement le contenu à inscrire de façon à renseigner clairement et suffisamment.

Errance

En présence d'un comportement d'**errance**, on décrit :

• l'ampleur du comportement, c'est-à-dire le moment précis de la journée où commence un épisode d'errance, les facteurs déclencheurs s'ils sont connus, le nombre de fois qu'il se manifeste et sa durée ;

• le parcours, soit le point de départ, le chemin emprunté, les arrêts, la destination finale ;

• les activités durant le parcours : activités solitaires, échanges sociaux ;

• l'humeur du client : attitude de tristesse, de plaisir, agitation, etc. ;

• les signes de fatigue observés, s'il y a lieu.

Exemple

a) *« 2006-06-01 20:30*   *Se promène dans le corridor après le départ de son mari. Marche de sa chambre à l'ascenseur, en entrant dans chaque chambre. Marche rapidement en regardant par terre et en marmonnant. Arrête devant les chaises vides et leur parle sèchement en pointant son index. Fronce les sourcils et serre les lèvres. Marche ainsi pendant une heure 20 minutes.*

        21:50   *Accepte de se coucher. P 112, R 28. Dit qu'elle a des palpitations.*

        22:30   *Semble dormir.* »

Dans une situation de problème d'ordre cognitif, le choix d'interventions adéquates est basé sur la connaissance qu'on a du client à partir des manifestations comportementales qu'on observe. Les notes d'évolution servent à élaborer une approche individualisée par le plan de soins, puisqu'elles concourent à l'identification des comportements qu'on souhaite modifier.

3.5 Notes d'évolution en période préopératoire

Avant que le client se rende en salle d'opération, les vérifications usuelles sont faites sur une feuille spécialement réservée à cet effet (voir annexe I, n° 5), ce qui permet d'avoir toutes les informations nécessaires, rapidement. Cependant, il demeure essentiel d'inscrire dans les notes d'évolution :

- l'heure de la miction et, si possible, la quantité d'urine ;

- l'heure et le détail de la prémédication administrée, s'il y a lieu ;

- les réactions du client reliées à l'expérience de la chirurgie, si c'est jugé pertinent ;

- l'heure du départ pour la salle d'opération.

ATTENTION ! Comme l'habitude d'administrer une prémédication tend à disparaître, cette information n'est donc pas requise pour les établissements où ce n'est plus appliqué.

Puisque les signes vitaux sont inscrits sur la feuille *Graphique* ou *Paramètres fondamentaux* (voir annexe I, n° 1), on ne les répète pas dans les notes préopératoires. Il en est de même pour la prémédication si le centre utilise une feuille d'enregistrement des médicaments ; seul le site d'injection y sera ajouté, si le client reçoit une prémédication intramusculaire.

Un court intervalle sépare l'heure d'administration de la prémédication et le moment où le client quitte sa chambre pour être opéré. La plupart du temps, l'infirmière a déjà le dossier en main lorsqu'elle exécute ces derniers actes. Il lui est alors facile de noter l'heure précise du départ ; assurément, le client ne s'en va pas en même temps qu'il reçoit son injection.

Quel exemple regroupe les éléments d'une note préopératoire ?

a) **Pour un client de 62 ans qui subira un quadruple pontage coronarien, hospitalisé dans un centre spécialisé en cardiologie :**

« 2006-06-01 09:00 Prend un bain c̄ Proviodine.

11:45 Miction à la toilette.

11:55 Mépéridine 50 mg (1 ml de 50 mg/ml) + atropine 0,4 mg (1 ml de 0,4 mg/ml) I/M, QSED.

12:00 Départ pour s. op.

Marie Xiang Ét. soins inf. »

Passez à la page 160.

b) **Pour une cliente de 42 ans qui subira une hystérectomie par voie abdominale :**

« 2006-06-01 08:00 À jeun pour S.O.

08:30 P.A. 120/80, P 74, R 16, T° 37,3 °C. Permis opératoire signé. Pte autonome et orientée. L'abdomen n'a que du duvet.

10:00 Prothèses et bijoux enlevés, a enlevé son vernis à ongles. Vérification du bracelet d'identité. Feuille préop. faite et signée.

10:15 Miction naturelle de 250 ml, urine claire.

10:25 Aucune prémédication. Dit qu'elle a très peur de l'opération.

Départ pour S.O. sur civière.

J. Yang inf. »

Passez à la page 161.

En effet, l'exemple *a)* contient les données de préparation préopératoire immédiate. Vous aurez remarqué qu'on a inscrit *bain c̄ Proviodine* ; même si le soin fait partie de l'hygiène préparatoire spéciale, on aurait pu l'omettre dans les notes. Par contre, toute autre intervention spécifique ferait l'objet d'inscription : rasage d'une partie du corps si ce n'est pas fait au bloc opératoire, administration de lavement et de médicament, installation de soluté, etc.

On n'a pas noté que le client était à jeun. Si c'est déjà fait, ce n'est pas nécessaire de le répéter puisqu'il l'est toujours. Cependant, s'il n'a pas respecté cette restriction, il est primordial de le signaler puisque cela aura inévitablement des répercussions sur la chirurgie.

S'il existe une feuille d'enregistrement de la médication, le détail de la prémédication y est noté, sauf le site d'administration. Sinon, il faut tout écrire, comme dans l'exemple : *Mépéridine 50 mg (1 ml de 50 mg/ml) + atropine 0,4 mg (1 ml de 0,4 mg/ml) I/M QSED.* **ATTENTION !** L'abréviation **I.M.** est bonne, mais pas I/M.

Si vous comparez les données à consigner en période préopératoire avec la feuille de vérification à l'annexe I (n° 5), vous constaterez qu'il y a répétition de quelques éléments : miction au départ, prémédication, bain antiseptique, lavement, etc. Cela se justifie par le fait que cette feuille sert de contrôle avant tout ; on s'assure ainsi que tout est en règle avant que le client quitte pour la salle d'opération. Dans beaucoup d'établissements, cette liste est jetée dès le retour de la salle de réveil. Comme on a besoin de points de comparaison, entre autres pour les signes vitaux et l'heure de la dernière miction, il est nécessaire d'avoir ces informations quelque part dans le dossier.

En principe, on n'a pas à répéter des renseignements comme *ombilic nettoyé ; poli à ongles, bijoux et prothèses enlevés ; bracelet d'identité vérifié ; permis opératoire signé*, etc. On doit s'assurer de l'identité du client, mais on ne l'écrit pas. Si on remarque une faute d'orthographe dans le nom, on place un nouveau bracelet avec l'identification exacte, et on ne le mentionne pas dans les notes. Imaginez le personnel de la salle d'opération qui s'attend à recevoir monsieur Alexandre et que le bracelet indique Alexander. Que pensez-vous qu'ils feront ?

Il faut éviter la duplication inutile de l'information. Cependant, si le milieu l'exige, il est évident que l'on doit se conformer aux politiques internes locales.

Continuez à la page 163.

L'exemple *b)* contient plus d'informations que l'exemple *a)*, mais beaucoup sont répétitives et inutiles. Analysons-les de plus près.

À jeun pour S.O.

Si cela n'a pas été noté par le service de nuit, on le mentionne. Sinon, on ne le répète pas puisque le client est toujours à jeun. L'abréviation pour *salle d'opération* est **s. op.**, et non *S.O.*

Valeurs des S.V.

Comme on les retrouve déjà sur la feuille *Graphique* ou *Paramètres fondamentaux,* leur répétition dans les notes d'évolution est inutile.

Permis opératoire signé.

Comme cette feuille (voir annexe I, n° 6) reste en permanence au dossier, on a toujours accès à cette information ; une autre répétition inutile.

Pte autonome et orientée.

L'abréviation *pte* peut être omise ; il est évident que l'on parle d'elle puisque c'est son dossier. Si la cliente présente de la désorientation temporo-spatiale, on ne peut lui faire signer le permis opératoire ; on le spécifiera alors. Dans le cas contraire, on n'a pas à le mentionner spécifiquement, comme dans cet exemple.

L'abdomen n'a que du duvet.

Cette donnée n'est pas nécessaire également. On s'en rendra bien compte quand on verra la cliente.

Prothèses et bijoux enlevés, a enlevé son vernis à ongles. Vérification du bracelet d'identité. Feuille préop. faite et signée.

Toutes ces informations se retrouvent sur la feuille de vérifications préopératoires. Pourquoi les répéter dans les notes ?

Miction naturelle de 250 ml, urine claire.

Cette donnée est importante puisqu'elle servira de point de référence en période postopératoire. La miction n'est-elle pas TOUJOURS *naturelle ?*

Aucune prémédication.

Cet élément n'est pas approprié si c'est la pratique courante dans l'établissement.

Dit qu'elle a très peur de l'opération.

Cette donnée peut être utile à l'infirmière qui reçoit la cliente en salle d'opération. Elle sera en mesure d'intervenir sur ce point et pourra aider la cliente à verbaliser ses craintes. C'est un bel exemple de continuité des soins, ne trouvez-vous pas ?

Départ pour S.O. sur civière.

L'heure du départ est manquante. Est-ce possible qu'un client aille en salle d'opération en marchant ou en fauteuil roulant ? Il s'y rend forcément en civière, non ?

Revenez à la page 159 et choisissez l'autre exemple.

3.6 Notes d'évolution en période postopératoire

Quand le client revient de la salle de réveil, l'infirmière inscrit :

- l'heure du retour ;
- la condition générale du client ;
- les plaintes de douleur et la description détaillée de celle-ci[43] ;
- la médication administrée, s'il y a lieu ;
- la perfusion intraveineuse et le débit[44] ;
- les soins chirurgicaux appropriés : état du pansement, tube nasogastrique, irrigation spéciale, etc. ;
- les points de surveillance spécifiques de la chirurgie que le client a subie ;
- les réactions du client, si c'est jugé pertinent.

ATTENTION ! Les premières heures postopératoires sont cruciales ; c'est pourquoi l'infirmière assure une surveillance très étroite. Si des complications surviennent, on aura alors de bons points de comparaison si les observations au retour de la chirurgie sont complètes. Même si aucun problème n'est décelé et que tout se déroule bien, il est tout aussi indiqué de le noter.

Que le client ait un drainage thoracique ou une traction transosseuse, qu'il ait subi une réduction de fracture de hanche, une discoïdectomie lombaire, une craniotomie, un pontage fémoro-poplité, une amygdalectomie, une rhinoplastie, un brochage intermaxillaire, etc., il est important de rapporter les éléments de surveillance spécifiques pour montrer que rien n'est négligé dans l'évaluation de la condition du client. Par exemple, pour un client porteur d'un plâtre à la suite d'une réduction de fracture à un membre, les notes au dossier contiendraient des informations sur les signes neurovasculaires :

- La coloration de la peau : rosée, pâleur, cyanose* ;

---

* Que la personne soit de race blanche ou noire, il est préférable de vérifier la cyanose au niveau du lit unguéal.

- La température de la peau : froideur, tiédeur, chaleur ;

- La présence ou non d'œdème et son importance ;

- La mobilité des doigts ou des orteils ;

- La sensibilité : engourdissement, picotement, perte de sensibilité au toucher ;

- Les signes de saignement : sang qui souille le plâtre.

Pour évaluer le plus objectivement possible l'importance d'un saignement sur un pansement, on se base sur la grandeur de la portion souillée en utilisant les fractions, les pourcentages ou les pièces de monnaie. Si on doit renforcer un pansement, on détaille le nombre de compresses ajoutées au pansement initial, leur grandeur et le temps pris pour les imbiber. On lit souvent qu'on a entouré le saignement sur un pansement ; c'est un moyen d'en évaluer la progression. C'est bien de le faire, mais il n'est pas nécessaire de le noter. Cela n'informe pas sur le problème présenté.

Tous les signes de complications postanesthésie doivent être documentés dans les notes d'évolution ou sur un formulaire d'enregistrement systématique : nausées, vomissements, frissons, hypothermie, arythmies, douleur à la gorge si le client a été intubé, tous types de douleur et sa localisation, œdème, céphalée, valeurs anormales des signes vitaux, etc.[45].

Lequel de ces exemples illustre le mieux des observations complètes en période postopératoire immédiatement après le retour du client à l'unité de soins ?

a) **Pour un client de 56 ans ayant subi une gastrectomie partielle à la suite d'un cancer de l'estomac :**

« 2006-06-01 14:10   De retour de salle de réveil. Somnolent. Se plaint de douleur à 8/10 au site opératoire. Nauséeux. Tube de Levin en fonction sur succion gastrique intermittente : draine du liquide brun $\bar{c}$ des grumeaux. Dextrose 5 % NaCl 0,45 % en cours, perfuse à 60 ml/h. Pans. abd. souillé 1/4 de sang séché. Installé en décubitus latéral gche.

14:20   Mépéridine 75 mg I.M. QSED. Ne se plaint plus de nausée.

14:30   Irrigation du Levin $\bar{c}$ 20 ml de solution physiologique : eau de retour brunâtre.»

Passez à la page 166.

b) **Pour une cliente âgée de 88 ans qui a subi une chirurgie pour prothèse totale de la hanche gauche :**

« 2006-06-01 16:15   Arrive de salle de réveil. Gémit, semble souffrante. Installation confortable avec les jambes maintenues en abduction. Pansement à la hanche souillé de la grandeur d'un 25 ¢, entouré d'un trait. Tendue lors des mobilisations. Bouge bien sa jambe.

16:30   NaCl 0,9 % perfuse bien par Jelco n° 20 poignet droit, site intact.

17:00   Souffrante +++.

17:10   Analgésique I.M. deltoïde droit. S'endort par la suite.»

Passez à la page 167.

Vous avez fait le bon choix. Cet exemple démontre bien l'état du client immédiatement après son retour de la salle de réveil. Remarquez qu'on n'a pas inscrit les valeurs des premiers signes vitaux. On les retrouve sur une feuille spéciale (voir annexe I, n° 2, feuille de *Paramètres supplémentaires*) parce qu'on devra les vérifier fréquemment au cours des premières heures postopératoires.

Des observations subséquentes s'ajouteraient afin de montrer l'évolution du client :

- L'évaluation de la douleur ;

- L'évaluation de la progression du saignement sur le pansement ;

- L'heure et la quantité de la première miction postopératoire ;

- Les particularités observées lors des mobilisations au lit, si c'est pertinent ;

- L'heure du premier lever, la durée, l'état du client et sa tolérance lors de cette activité.

Tout indice de complication sera minutieusement rapporté. Si le médecin est informé de quelque chose d'anormal, on le mentionnera également. Il sera alors important de noter sa visite au client, le cas échéant.

Continuez à la page 169.

Reprenons chaque élément incorrect dans cet exemple.

Semble souffrante.

À moins que la cliente soit inconsciente, il y a moyen de le vérifier auprès d'elle. Le verbe *semble* suppose toujours un doute, une incertitude. Il y a de nombreux signes objectifs qui nous aident à confirmer la présence de douleur. Même minces, les premiers indices qui nous portent à croire que la cliente est souffrante méritent d'être notés.

Installation confortable avec les jambes maintenues en abduction.

Que signifie l'expression *installation confortable* ? Pourquoi ne pas nommer la position exacte ? Par exemple : *Installée en décubitus latéral gauche avec les jambes en abduction.*

Pansement à la hanche souillé de la grandeur d'un 25 ¢, entouré d'un trait.

Souillé de quoi ? De sang frais ? Séché ? De liquide sérosanguin ? C'est bien de préciser la grandeur de la tache, mais en quoi est-ce pertinent d'ajouter qu'on l'a entourée ? Incontestablement, c'est un bon moyen de vérifier la progression d'un suintement, mais de là à l'écrire...

Bouge bien sa jambe.

Les mots qui ont un sens vague, comme *bien*, sont à éviter.

NaCl 0,9 % perfuse bien par Jelco n° 20 poignet droit, site intact.

Est-ce que *perfuse bien* veut dire que le soluté est au bon débit ou qu'il n'y a aucun obstacle à l'écoulement de la solution ? L'infirmière qui a installé le cathéter intraveineux doit en spécifier le type, le calibre et l'endroit d'installation. Il est donc inutile de le répéter ici ; tant qu'on n'a pas signifié qu'il a été réinstallé ailleurs qu'au poignet droit, il est toujours à cet endroit, non ? Si le soluté a été mis en salle d'opération, c'est sur cette feuille qu'il devrait être noté. Il est recommandé d'inscrire la vérification du site d'insertion au moins une fois par service[46]. Si des anormalités sont observées lors des vérifications ultérieures, il faudra forcément les noter.

Souffrante +++.

Cette façon de décrire la douleur est à bannir parce qu'elle n'est pas descriptive. Il ne va pas de soi que la cliente a mal à la hanche. Elle peut aussi bien avoir mal dans toute la jambe, ce qui aurait une tout autre signification sur le plan médical. On ne doit pas utiliser les +++ pour quantifier une douleur.

S'endort par la suite.

Le meilleur moyen de s'assurer qu'une personne dort, c'est de la réveiller. C'est pourquoi l'expression *semble dormir* est acceptable.

Revenez à la page 165 et choisissez l'exemple *a).*

3.7 Examens diagnostiques invasifs

Pour diagnostiquer une maladie, le médecin demande souvent des examens radiologiques ou endoscopiques invasifs, ou encore il procède à des techniques de prélèvement traumatisantes. Ces méthodes constituent une agression physique pour l'organisme et peuvent comporter des risques de complication. La surveillance infirmière postexamen est étroite pour assurer la sécurité du client et déceler précocement tout signe de problème.

Dans cette section, nous désirons attirer l'attention sur l'importance d'écrire des notes d'évolution qui démontrent la qualité du suivi infirmier après des examens comme une artériographie, une gastroscopie, une bronchoscopie. Loin de nous la prétention de vouloir tous les énumérer. De façon générale, on notera :

- l'heure du retour de l'examen ;

- les éléments de surveillance spécifiques ;

- les consignes médicales respectées, s'il y a lieu ;

- les réactions du client ;

- les autres interventions de soins.

Selon le cas, la vérification fréquente des signes vitaux sera faite en respect des exigences de l'ordonnance médicale, et ceux-ci seront enregistrés sur la feuille appropriée.

Exemples

a) *« 2006-06-01   17:10   De retour de coronarographie. Se plaint d'engourdissements dans la jambe dr. Pouls pédieux et tibial perceptibles, Ø gonflement à l'aine dr., pans. compressif propre. Avisé de rester à l'horizontale ad 22 h et de ne pas plier la jambe. Soluté D 5 %-1/2 Salin en cours, perfuse à 50 ml/h.*

17:30   Dit que les engourdissements ↓. »

b) *« 2006-06-01   11:45   Arrive de sa gastroscopie. Veut boire. Accuse mal de gorge. Informé d'attendre au moins une heure avant de boire ou de manger.*

> 13:30 Se plaint de dysphagie. Boit ≈ 20 ml, tolère. Ø toux. »

c) « 2006-06-01 13:00 De retour de bronchoscopie. R 20, P 86. Dit se sentir très nerveux.

> 13:30 Toux sèche, Ø dyspnée.

> 14:15 Prend de la glace concassée. Tousse, expectore des sécrétions blanchâtres teintées de sang.

> 14:40 Expectore encore, mais Ø filaments sanguins. Dit se sentir plus calme. »

Certains examens peuvent être faits en cours d'hospitalisation ou en externe. Il est possible que le client ne vienne au centre hospitalier que pour passer l'examen et qu'il retourne chez lui ensuite. Dès que l'infirmière complète un formulaire, presque tous les mêmes renseignements, sauf l'heure du retour, seront consignés. En plus, on ajoutera les informations transmises au départ et l'heure où il quitte le centre.

Il n'y a pas que les examens radiologiques ou endoscopiques qui soient invasifs. Quelques-uns, exécutés au chevet du client, exigent également que l'on soit vigilant dans la surveillance immédiate.

Exemples

a) « 2006-06-01 09:45 Informations données sur les précautions après une ponction lombaire. Boit 150 ml d'eau. Se couche en décubitus ventral.

> 12:00 Se plaint de céphalée diffuse légère. Refuse analgésique.

> 14:00 Ø céphalée lorsqu'il se lève. »

b) « 2006-06-01 10:50 Installé en décubitus latéral dr. après biopsie hépatique. Avisé de ne pas se lever.

> 12:00 N'accuse pas de douleur, P.A. 132/86, P 68. »

Même si tout se déroule normalement après un examen de ce genre, on le mentionne, ce qui permettrait d'avoir des indices de référence, car les complications peuvent survenir quelques heures après l'examen. Mais surtout, les notes montreraient que l'infirmière a bien évalué l'état du client.

> **ATTENTION !** Rappelez-vous qu'il est de la responsabilité du médecin d'écrire l'acte qu'il pose, dans ses notes d'évolution.

3.8 Appels au médecin et visite médicale

Il arrive que l'infirmière doive faire appel au médecin, alors que celui-ci n'est pas sur les lieux, parce que la condition du client se détériore. En présence de complication ou d'une urgence, les soins infirmiers requis immédiatement seront prodigués et, en plus, le médecin sera avisé de la situation. L'infirmière inscrira alors dans ses notes d'évolution[47-48-49] :

- la raison de la référence au médecin ;

- l'heure de l'appel ;

- le nom du médecin averti ;

- sa réponse, et sa visite s'il y a lieu ;

- les soins exécutés à la suite du retour d'appel ;

- l'évaluation suivie de la situation.

Quand on réussit à parler au médecin, il est préférable d'employer l'expression *Docteur... avisé* ou *informé*, plutôt que *Appel au Dr...* ; la seconde formulation n'implique pas nécessairement qu'on a discuté avec lui. Si aucun retour d'appel n'est reçu après un certain temps, selon la gravité de la condition du client, on essaiera de le joindre à nouveau et on notera toutes les tentatives faites[50]. Si on laisse un message à quelqu'un ou dans une boîte vocale, on le mentionne également[51]. On inclura le nom de tous les professionnels avisés et qui interviennent directement dans la situation[52], sans préciser ce qu'ils font comme interventions[53]. Si on ne fait qu'informer une compagne de travail des évènements et que celle-ci n'a pas de rôle particulier à jouer, qu'elle n'est pas du tout impliquée dans ce qui arrive, on s'abstient de l'écrire.

Exemples

a) « *2006-06-01 13:15   Dysarthrique,   propos   incompréhensibles. Répond aux questions par signes de tête. P.A. 180/100, P 84 bondissant, R 28. Ne bouge pas son côté droit, Ø réaction à la* *douleur de ce côté. Isocorie, pupilles réactives. Tête de lit ↑ à 30°, installé en décubitus latéral gauche.*

13:20   *Dr Dana avisé par F. Elie, coordonnatrice, dit qu'il viendra.*

13:30   *O₂ par masque à 28 %, R 30 stertoreuse.*

13:45   *Incontinence urinaire.*

14:00   *Visite du Dr Dana. P.A. 170/100, P 80, R 32.*

14:30   *Transfert à l'hôpital général en ambulance, accompagné de G. Gérard inf. »*

b) *« 2006-06-01* 00:20 *Ne dort pas, faciès pâle, P.A. 104/78. NaCl 0,9 % en cours à TVO. Pans. abd. propre.*

01:00   *Semble dormir.*

01:30   *Miction de 300 ml.*

01:45   *Accuse fortes douleurs épigastriques. Vomit des caillots de sang ± 100 ml, faciès livide. P 112 faible, P.A. 90/50.*

01:50   *Dr Francis informé. Dit qu'il viendra. ∅ R̄ téléphonique.*

02:00   *P.A. 84/54, P 118. Vomit encore des caillots ± 50 ml.*

02:10   *Visite du Dr Francis. P.A. 80/50, P 122.*

02:20   *Ponction veineuse pour Hb + Ht.*

02:30   *Levin n° 12 installé dans la narine gche. Irrig. à l'eau glacée : eau de retour rosée. »*

(suite des observations)

Si le médecin fait de nouvelles prescriptions par téléphone, il n'est pas nécessaire de le mentionner dans les notes puisqu'elles apparaîtront sur la feuille d'ordonnances médicales. Les éléments suivants doivent alors s'y

172

retrouver : date, heure et contenu de la prescription, nom du médecin et signature de l'infirmière qui reçoit l'ordonnance. Par contre, s'il n'en fait pas, il est acceptable de le spécifier[54] ; on peut alors utiliser l'expression *aucune nouvelle prescription faite*.

Dans les situations où l'infirmière juge approprié d'informer le médecin d'une donnée importante qui pourrait avoir un impact significatif dans les soins au client, comme un résultat anormal de laboratoire, elle le consigne également dans ses notes.

Il peut arriver que l'infirmière subisse la mauvaise humeur de son interlocuteur quand elle l'informe d'une situation. Comme le dossier n'est pas un lieu de débat, encore moins un endroit où on règle des comptes avec les autres professionnels, on s'abstiendra de rapporter des propos désobligeants. À la place, mieux vaut en informer les instances mandatées de ce genre de désagréments.

Même si l'obligation légale d'écrire des notes d'évolution s'adresse à tous les intervenants, plusieurs infirmières s'astreignent à noter toutes les visites médicales, sans exception. Une nouvelle ordonnance et une prescription prouvent bien que le médecin est venu, à plus forte raison s'il a complété sa note. À tout le moins, faut-il inscrire les visites extraordinaires, c'est-à-dire celles nécessitées par l'acuité de la condition du client. La visite d'un médecin consultant sera enregistrée au kardex ou dans le système de documentation informatisée, mais pas dans les observations de l'infirmière. La feuille de *Consultation* remplie prouvera que le client a été vu par un spécialiste. Le rapport de relève permettra de faire suivre cette information, si l'on considère que cela mérite d'être transmis.

ANALYSE D'UNE SITUATION CLINIQUE

Monsieur Gérard, 87 ans, est dans un centre de soins de longue durée depuis 14 mois. Il est vu par son médecin toutes les trois semaines. C'est la fréquence habituelle des visites médicales, à moins qu'il y ait un problème quelconque. La prochaine visite est prévue pour demain.

Le client présente un état grippal avec légère hyperthermie depuis hier. Il se plaint de mal de gorge, de courbatures et il a une toux sèche fréquente. Les symptômes ont commencé pendant la nuit. Il peut recevoir des comprimés d'acétaminophène, puisque c'est prescrit dans son dossier. Les ordonnances

---

collectives du centre autorisent l'infirmière à donner du sirop Benylin dans une telle situation.

Lorsque l'infirmière en service de jour est informée de la condition de monsieur Gérard, elle inscrit le client sur la liste des visites médicales prévues en précisant les symptômes présentés par le client.

L'infirmière a-t-elle raison d'attendre au lendemain pour aviser le médecin de l'état grippal du client ?

Oui. Comme elle dispose déjà de moyens pour soulager les symptômes de la grippe, que l'état du client n'est pas inquiétant, et que la visite prévue est toute proche, elle peut informer le médecin lors de sa visite, comme elle a l'intention de le faire en l'ajoutant à la liste des clients à voir absolument. Même si une infirmière remplaçante était en fonction le lendemain, elle saurait qu'elle doit faire voir le client en consultant cette liste.

Que devrait écrire l'infirmière dans ses notes d'aujourd'hui ?

1. L'évolution des symptômes que le client présente. Cela indiquerait l'évaluation qui est faite de sa condition ;

2. Si l'aggravation des symptômes nécessite que le médecin soit avisé avant le moment prévu. Éventuellement, l'heure où il est informé par téléphone et sa visite extraordinaire, s'il la considère justifiée, constitueront les données à inclure à la suite de la description de la condition du client.

Il ne serait pas nécessaire d'écrire qu'il *sera vu par le médecin lors de sa visite* ou qu'*il est mis sur la liste des visites*. **On n'écrit jamais en utilisant le temps futur.** La référence à la liste des visites ne renseigne pas sur ce qui est fait actuellement pour le client ; ce n'est qu'un moyen, certainement pratique, de transmission de ce genre d'informations.

3.9 Accidents, incidents et risques d'accidents

Pendant son séjour dans un centre hospitalier de soins de courte ou de longue durée, le client peut présenter des risques d'accidents. Son état de santé peut faire en sorte qu'il soit susceptible de se blesser malgré les précautions prises. Dès que l'infirmière identifie un **risque réel de blessure**, elle voit à compléter une note contenant :

- les raisons justifiant une surveillance infirmière plus étroite ;

- l'orientation dans les trois sphères ;

- les moyens pris : ridelles levées, rappel d'utilisation de la cloche d'appel, médication spécifique, présence constante, etc. ;

- la réponse du client.

Exemple

a) *« 2006-06-01 04:00 Cherche à arracher sa sonde vésicale et son soluté. Propos confus, crie lorsque je vérifie s'il est orienté dans les trois sphères. Me repousse quand je lui retiens les mains, essaie de me frapper, donne des coups de pied.*

                   04:05 Reçoit halopéridol 2 mg I.M. deltoïde dr.

                   04:25 Calme. Visité q. 15 min pendant une heure.

                   05:00 Semble dormir.

                   07:50 Calme le reste de la nuit. N'essaie plus d'enlever ses tubes. »

D'autres accidents peuvent malheureusement se produire et causer des préjudices plus ou moins graves au client : une chute, une blessure, une erreur de médicament, une omission accidentelle de traitements prescrits, etc. Dans de tels cas, on est tenu de compléter une feuille de *Rapport d'incident/accident*[55] (voir annexe I, n° 11). Ce compte rendu n'est pas une reconnaissance de négligence, mais plutôt un instrument de gestion des risques s'inscrivant dans un programme d'amélioration continue de la qualité des soins et des services offerts[56-57-58]. L'infirmière doit rapporter un évènement inopiné dans ses notes en détaillant :

- l'heure de la constatation de l'évènement ;

- le type d'accident ;

- les observations de l'état du client au moment de la découverte ;

- les mesures prises et les soins infirmiers immédiatement prodigués ;

- le nom des personnes avisées, y compris le médecin ;

- l'heure de la visite médicale, s'il y a lieu ;

- le suivi de surveillance de la condition du client.

On ne devrait, **sous aucune considération**, porter de jugements, faire des suppositions ou des recommandations pour éviter une récidive d'accident dans le dossier ou le rapport[59], pas plus qu'on ne devrait blâmer quelqu'un, y compris soi-même. Il faut consigner les faits précisément, dans des termes concis et totalement objectifs[60]. Il n'est pas recommandé d'utiliser les mots *erreur, incident* ou *accident*[61], *accidentellement* ou *mauvais calcul*[62] (dans le cas d'une erreur de dose de médicament), car cela pourrait laisser croire à de l'incompétence infirmière ou à de la négligence (voir tableau 3.1). Dans la description de l'évènement au dossier, **on doit s'abstenir de mentionner qu'un rapport d'accident a été complété**[63-64-65] ; ce point ne renseigne pas sur la condition du client. Il y aura donc duplication de l'information puisque les mêmes données se retrouvent à deux endroits, à moins qu'une directive de l'établissement demande de procéder autrement.

Le rapport d'incident/accident constitue un document précieux pour identifier les risques et en suivre l'évolution, et c'est également un outil efficace pour en concevoir leur prévention. À cet égard, il permet de démontrer qu'il n'y a pas eu négligence lors d'une situation accidentelle, qu'il y ait eu des conséquences fâcheuses pour le client ou non. De ce fait, il confère une plus grande protection pour le client, l'établissement et le personnel impliqué[66]. Tenter de se soustraire à cette pratique est contraire à l'intégrité professionnelle. En effet[67] :

> *L'infirmière ou l'infirmier doit dénoncer tout incident ou accident qui résulte de son intervention ou de son omission.*

> *L'infirmière ou l'infirmier ne doit pas tenter de dissimuler un tel incident ou accident.*

> *Lorsqu'un tel incident ou accident a ou peut avoir des conséquences sur la santé du client, l'infirmière ou l'infirmier doit prendre sans délai les moyens nécessaires pour le corriger, l'atténuer ou pallier les conséquences de cet incident ou accident.*

Tableau 3.1
Considérations à respecter dans un rapport d'incident/accident

À faire :	À éviter :
N'écrire que des données factuelles ;	Faire des suppositions ;
Être concis et précis ;	Donner son opinion ;
Noter les actions prises immédiatement au moment de l'évènement ;	Chercher des causes à l'évènement ;
Inclure les noms des témoins et des personnes avisées de l'évènement ;	Proposer des solutions ;
Ne pas tarder à compléter le rapport.	Blâmer quelqu'un ;
	Employer des mots pouvant laisser croire à de l'incompétence ou à de la négligence.

Quelle note décrit le mieux un incident ou un accident dont le client a été victime ?		

a) « 2006-06-01   21:00   Agitée et très agressive. Gilet de sécurité mis en place par le préposé.

                   22:00   Lors de ma tournée, je constate que le gilet a été mal installé. Il était noué aux côtés du lit.

                   22:30   A fait une chute, probablement pcq elle a voulu se lever seule. Pas de blessure. Avisée de sonner et de ne pas essayer de se lever seule. Rapport d'accident complété. Le médecin sera avisé demain lors de sa visite.

Passez à la page 178.

b) « 2006-06-01   13:10   Mauvaise transfusion installée, mais sang de même groupe O +. A reçu 30 gm sur un sac de 300 gms. Vérification faite avec technicienne de labo. Dr Henri avisé, dit qu'il ne devrait pas y avoir de suites fâcheuses. Consultation demandée au Dr Ibrahim.

                   13:30   T° 38 °C comme il lui arrive souvent. Pas d'autres symptômes. »

Passez à la page 180.

c) « 2006-06-01   00:00 ad 03:00   Calme lors des tournées horaires, semble dormir.

                   03:15   Crie, essaie de se lever par le pied du lit, malgré côtés de lit ↑. Essaie de nous griffer et de nous frapper, lance des objets par terre. Propos incohérents : parle de bandits qui veulent l'attaquer avec des camions. Lit baissé au plus bas niveau.

                   03:40   Trouvée par terre à côté du lit. Éraflure de 2 cm de longueur aux genoux, aucune autre blessure apparente. Dit qu'elle ne se souvient pas d'être tombée. Pans. sec fait. P.A. 140/70, P 88, R 22.

                   07:15   Calme le reste de la nuit, ne dort pas. »

Passez à la page 182.

Analysons le contenu de cet exemple.

Agitée et très agressive.

Comment se manifestent l'agitation et l'agressivité de la cliente ? Est-il possible de les mesurer ? Que veut dire le mot *très* ? Il serait préférable de décrire les manifestations observées.

Gilet mis en place par le préposé.

Au moins, on sait qu'une mesure de protection est appliquée.

Lors de ma tournée, je constate que le gilet a été mal installé. Il était noué aux côtés du lit.

Peu importe les circonstances où l'on remarque la mauvaise installation du gilet de sécurité, ce n'est pas pertinent. Par contre, une telle formulation montre une lacune qui pourrait causer de sérieux problèmes en cas de plainte ; cela implique la responsabilité de quelqu'un d'autre que l'infirmière, un peu comme si cette dernière s'en déchargeait. Cela servirait même à prouver qu'il y a eu faute de la part du personnel.

A fait une chute, probablement pcq elle a voulu se lever seule.

A-t-on été témoin de la chute ? Si on n'a pas vu tomber la cliente, il vaut mieux écrire qu'on l'a « *retrouvée par terre* ». Aucune supposition n'est acceptable. Vous n'êtes pas objective quand vous essayez de trouver des explications à ce qui s'est passé. Rapportez les faits seulement ; ils parlent d'eux-mêmes.

Pas de blessure.

C'est bien de souligner l'absence de blessure ; on aura un point de comparaison si des complications surviennent par la suite.

Avisée de sonner et de ne pas essayer de se lever seule.

On est informé de ce qui a été fait après la chute, mais est-ce suffisant ? Quel en a été l'impact sur la cliente ?

Rapport d'accident complété.

Il faut s'abstenir d'écrire cela puisque ça ne renseigne pas sur la condition de la cliente. Les notes d'évolution contiendront alors les mêmes données que le rapport, à moins qu'une directive de l'établissement précise une autre façon de procéder.

Le médecin sera avisé demain lors de sa visite.

En est-on certain ? On ne doit pas écrire au futur. Mieux vaut noter qu'il n'est pas averti ; cela peut se prouver facilement.

Au moins, les heures sont indiquées. Dans ces situations, ce détail prend beaucoup de valeur.

Revenez à la page 177 et faites un autre choix.

L'exemple *b)* comporte des points inacceptables. Discutons-les.

Mauvaise transfusion installée, mais sang de même groupe O +.

Qu'est-ce que vous comprenez de cette formulation ? Si le sang est du même groupe sanguin que celui du client, quel est le problème ? Cet exemple concerne un client à qui on a administré une transfusion par erreur alors qu'elle était destinée à son voisin de chambre. Ce n'est pas clair comme description de l'incident, n'est-ce pas ?

A reçu 30 gm sur un sac de 300 gms.

On a une idée de la quantité de sang reçue par erreur. La pratique de peser les sacs de transfusion n'est pas courante. On peut évaluer une quantité approximative. L'abréviation de gramme est *g*, et non *gm*, et elle est invariable.

Vérification faite avec technicienne de labo.

Quelle vérification ? Avec qui nommément ? N'aurait-il pas valu mieux la faire avant, afin d'éviter une telle erreur ?

Dr Henri avisé, dit qu'il ne devrait pas y avoir de suites fâcheuses.

Tant mieux ! Mais il faudrait noter l'heure où le médecin est avisé.

Consultation demandée au Dr Ibrahim.

Si c'est une prescription téléphonique, on l'inscrit sur la feuille d'ordonnances seulement ; il est inutile de le répéter ici. Comme la demande de consultation reste au dossier, il sera facile de vérifier qu'il y en a une, même si l'infirmière ne l'a pas écrite dans ses notes.

T° 38 °C, comme il lui arrive souvent. Pas d'autres symptômes.

Il est préférable de marquer tous les points de surveillance, sans faire allusion aux manifestations habituelles. La règle d'or, c'est de toujours présenter la situation objectivement.

On pourrait corriger de la façon suivante :

« 13:10	*A reçu transfusion de groupe O +. A reçu ≈ 30 ml de sang avant que l'erreur soit constatée à 13 heures 20.*
13:20	*Dr Henri avisé, dit qu'il viendra. T° 38 °C, pas d'autres signes de réaction transfusionnelle.*
14:10	*Visite du Dr Henri.*
14:30	*T° 37,3 °C. »*

Revenez à la page 177 et choisissez à nouveau.

L'exemple *c)* est bien détaillé et formulé. Ce qui est observé entre minuit et trois heures est rapporté. L'agressivité est décrite selon les manifestations observées, de même que l'état de confusion. Les mesures de sécurité sont notées dès qu'on soupçonne un risque de chute. À cet égard, on doit justifier les moyens de protection : côtés de lit, présence d'une personne au chevet du client, etc.

Les suites immédiates de l'accident sont clairement décrites ainsi que la surveillance effectuée. On a ainsi une bonne idée de la nuit que la cliente a passée.

C'est la personne qui fait la constatation qui doit compléter le rapport d'incident/accident. Elle doit le remplir à un moment le plus rapproché possible de l'évènement, quand tous les détails sont frais en mémoire.

Poursuivez à la page 183.

ANALYSE D'UNE SITUATION CLINIQUE

Madame Joseph, 70 ans, souffre d'insuffisance cardiaque. À 10 heures, elle prend digoxine 0,125 mg, hydrochlorothiazide 25 mg et clonazépam 0,5 mg. Ce matin, sa pulsation est à 52 par minute. Comme l'infirmière avait mis le médicament dans le même pilulier que les autres médicaments que la cliente reçoit à la même heure, elle l'a administré malgré la fréquence du pouls inférieure à 60. La cliente a pris le pilulier qu'on lui présentait et a avalé ses trois médicaments. Ce n'est qu'à ce moment que l'infirmière s'en est rendu compte.

L'infirmière devrait-elle compléter un rapport d'incident/accident ?

Tout dépend de la politique de l'établissement. Il se peut qu'elle ait à en compléter un parce que la cliente a reçu un médicament qu'elle ne devait pas recevoir à cause de sa basse fréquence cardiaque. Il se peut également que ce ne soit pas nécessaire ; ce médicament lui était destiné, et il n'y a pas eu erreur de dosage.

Devrait-elle rapporter cet évènement dans ses notes d'évolution ?

Assurément. Il serait imprudent d'omettre de le signaler dans le dossier. Elle devrait décrire non seulement ce qui est arrivé, mais également les interventions posées, comme avertir le médecin, et la surveillance spécifique qui s'ensuit. La note pourrait donc être ainsi libellée :

« 2006-06-01   10:00   A reçu digoxine 0,125 mg alors que son pouls est à 52/min.

10:10   Dr Kurt avisé.

10:30   P 53 irrégulier.

11:30   P 54 irrégulier. Ne se plaint pas d'autres malaises.

12:30   P 56 irrégulier. »

183

3.10 Manœuvres de réanimation

Si le client est en état d'arrêt cardiorespiratoire et que des manœuvres de réanimation sont appliquées, certains points spécifiques sont consignés au dossier, en plus de la description de la condition clinique. On note[68] :

- l'heure d'arrêt de la fonction ;

- les manœuvres entreprises (ventilation artificielle, massage cardiaque, défibrillation), leur durée et par qui elles sont appliquées ;

- les traitements appropriés effectués en cours de réanimation (soluté installé s'il y a lieu, médication administrée, intubation endotrachéale), et ceux associés à la reprise de la fonction, si applicable (moniteur cardiaque, respirateur artificiel) ;

- le nom de tous les intervenants ;

- les autres décisions médicales comme l'arrêt des manœuvres, par exemple ;

- la réponse du client aux manœuvres : réaction pupillaire, coloration des téguments, reprise de la pulsation et de la respiration, valeur de la pression artérielle, etc. ;

- l'heure de reprise de la fonction, si c'est le cas.

Comme dans toutes les situations où la condition du client s'aggrave et qu'il est indiqué d'en aviser la famille, un répondant ou une personne significative, cette démarche peut être incluse dans les notes.

Si une équipe de réanimation est sur place, chacun aura un rôle déterminé à jouer. Dans ce groupe, une infirmière sera affectée à l'enregistrement des faits. Même si elle n'intervient pas directement, elle peut témoigner de tous les gestes posés. Souvent, une feuille de code est utilisée (voir annexe I, n° 12), laquelle est jointe au dossier par la suite. Dans la mesure du possible, les autres intervenants qui posent des actions précises lors des manœuvres devraient signer les notes relatives à ce qu'ils ont fait. À défaut de cela, l'infirmière attitrée aux notes aurait à indiquer leur nom et leur titre vis-à-vis l'acte qui les concerne.

« 2006-06-01   20:00   *Trouvé inconscient dans son fauteuil, R 0, P 0. Respiration artificielle c̄ Ambu pendant 10 min, massage cardiaque par Dr Louis.*

20:05   *Soluté NaCl 0,9 % 1000 ml installé au poignet gche c̄ Jelco n° 20 en TVO / T. Michel inf. Lèvres et ongles cyanosés. Pupilles fixes.*

20:07   *Bicarbonate de Na 7,5 % 50 ml I.V. donné par Dr Nathan interne.*

20:10   *Intubation endotrachéale par Dre Odilon et aspiration des sécrétions : épaisses, verdâtres.*

20:12   *Pouls carotidien : 54, extrémités moins cyanosées, pupilles en mydriase, réactives.*

20:15   *Ne réagit pas à la douleur.*

20:30   *P 60 irrégulier, P.A. 88/62, R 10, réagit à la douleur.*

20:45   *Transfert à l'unité des soins intensifs. »*

3.11 Décès

Lorsque la condition du client se détériore au point où le décès est imminent et qu'aucune manœuvre de réanimation ne sera tentée, on complète les notes en indiquant :

- les indices de détérioration de la condition clinique ;
- les caractéristiques des signes vitaux ;
- l'heure à laquelle les signes vitaux ne sont plus perceptibles ;
- l'heure où le médecin est avisé et son nom ;
- si une personne de l'entourage du client est informée.

Exemple

« 2006-06-01   16:15   *Faciès pâle, répond aux questions, mais voix faible. R 14/min.*

> 16:45   *P.A. 70/50, P 92 faible, R 10, apnée de 10 s.*
>
> 17:00   *Appel à son fils, avisé de l'état de son père.*
>
> 17:15   *Resp. abdominale, cyanose des extrémités, Ø réaction à la douleur, Ø réponse verbale. Faciès livide. Anisocorie fixe. Apnée de 30 s.*
>
> 17:35   *Absence de signes vitaux.*
>
> 17:40   *Dr Phil informé.* »

Il est préférable de ne pas écrire que les *signes vitaux sont imperceptibles* ; cela ne signifie pas qu'ils sont absents. Pour signifier que le client est décédé, on peut employer trois expressions : *absence de signes vitaux, S.V. O* ou *DCD*. Plusieurs infirmières ont de grandes réticences à utiliser cette dernière, croyant que cela constitue un diagnostic médical et que c'est réservé au médecin de prouver que le client est effectivement mort. Quand l'infirmière vérifie que les signes vitaux sont absents, ne vient-elle pas de constater le décès puisque la mort est définie comme la cessation complète et définitive de la vie[69] ? Pourquoi ne se reconnaîtrait-elle pas le droit de dire les choses telles qu'elles sont ? Il est vrai qu'il est de la responsabilité du médecin de compléter le *Bulletin de décès* (voir annexe I, n° 13), mais cela n'exclut pas le fait que c'est l'infirmière qui, la plupart du temps, est la première à vérifier le trépas.

Il n'est pas nécessaire d'écrire le nom du médecin qui a constaté la mort. Comme une copie du *Bulletin de décès* est jointe au dossier[70], toute l'information est disponible et facilement accessible.

S'il n'existe aucune politique concernant la disposition des effets personnels du défunt, il est bon d'ajouter qu'ils ont été remis à la famille ou à une personne responsable. Ce point fait souvent l'objet de controverse, qu'on peut éviter en le spécifiant dans le dossier. Certains milieux contournent cette éventualité en adoptant une règle signifiant que la responsabilité des objets personnels revient toujours au client ou à un répondant.

3.12 Comportements de non-observance

Le client est libre d'exercer son droit de refuser un traitement. Cela ne signifie pas pour autant qu'il ne veut pas être traité. Il est donc important de différencier l'exercice d'un droit d'un comportement de non-observance. Cette dernière est définie comme le degré de concordance insatisfaisant entre le comportement de la personne (...) et le programme de traitement (...)[71]. Tout ce que le client fait et qui démontre qu'il ne se conforme pas au plan thérapeutique mérite d'être consigné dans les notes d'évolution[72-73]. De telles informations permettent d'identifier des risques d'accidents ou des conséquences néfastes par rapport à la condition de santé du client. Quand on observe des comportements contradictoires avec les instructions médicales ou infirmières, il faut noter[74-75-76] :

- l'évaluation de l'état mental du client, si c'est justifié ;

- les comportements dérogatoires au plan de traitement ;

- les raisons fournies par le client ;

- les interventions posées ;

- les conséquences des décisions du client.

Exemples

a) **Pour un client de 55 ans ayant fait un infarctus du myocarde et qui ne respecte pas la restriction des activités, telles que s'asseoir au fauteuil pendant 15 minutes deux fois par jour, faire sa toilette au lit, circuler dans la chambre pour aller à la toilette seulement :**

« *2006-06-01 21:15   Circule dans le corridor. Je lui rappelle les activités permises. Dit qu'il n'est pas malade et que son cœur est bon. Ø DRS. Retourne se coucher.*

21:45   Assis au salon des visiteurs. Explications supplémentaires sur les risques qu'il encourt. Refuse que je le reconduise en fauteuil roulant, retourne à sa chambre en marchant. Dit qu'il n'a pas besoin de suivre les restrictions puisqu'il n'a pas de douleur

*thoracique. N'apporte pas sa Nitro avec lui.
Accepte de se coucher.*

22:30   *Ne dort pas. Dit qu'il ne se lèvera que pour
aller à la toilette.*

23:30   *Couché, ne dort pas.* »

b) **Pour une cliente de 60 ans, surprise en train de modifier le débit de
son soluté, qui souffre d'insuffisance cardiaque gauche et qui a
déjà fait un œdème pulmonaire aigu :**

« *2006-06-01   13:00   Surprise en train d'augmenter le débit de son
soluté. "Ça prend du temps à couler, je
voudrais que ça aille plus vite pour qu'on me
l'enlève." Avisée des dangers de son geste
(risque de surcharge circulatoire et de
difficulté respiratoire) et de la R̄ médicale. Dit
qu'elle n'y touchera plus.* »

c) **Pour un client diabétique, de 70 ans, chez qui on soupçonne un
début de déficit cognitif, présentant des fluctuations glycémiques et
qui ne respecte pas sa diète :**

« *2006-06-01   18:00   N'a mangé que le quart de son repas.*

19:00   *En me voyant, tente de dissimuler le dessert
qu'il est en train de manger avec sa conjointe.
Orienté dans les 3 sphères. Je les informe des
conséquences sur la glycémie et je rappelle
les restrictions alimentaires. Les deux me
disent qu'ils comprennent mes explications et
acceptent de suivre les recommandations
diététiques.*

20:00   *Glycémie capillaire : 10,4 mmol/L.* »

3.13 Notes d'évolution à l'urgence

Dans un service d'urgence, la gravité de la condition des clients est décisive
du triage que l'infirmière détermine ; d'où l'importance de colliger
minutieusement les premières informations. Une feuille spéciale (voir

annexe I, n° 10) sert à démontrer l'évaluation initiale de l'état du client et à établir des priorités d'intervention. Les principales difficultés que nous avons pu constater à ce propos sont les suivantes :

- On ne distingue pas clairement les observations objectives et subjectives. Elles sont très souvent mélangées et ne se retrouvent pas dans leur section respective ;

- La description de l'état du client n'est pas suffisamment détaillée. On retrouve plus d'informations sur les examens faits, les consultations demandées et les visites médicales que sur les observations directes de l'infirmière ;

- Les répétitions sont fréquentes. Plusieurs données sont consignées dans une section particulière, mais on les retrouve également dans la partie narrative des notes ;

- Malheureusement, la peur des poursuites ou des plaintes a parfois préséance sur la pertinence du contenu des notes et en détermine souvent le contenu.

Pourtant, les mêmes considérations qualitatives s'appliquent. **Écrire des notes d'évolution à l'urgence n'est pas différent que de le faire dans une autre unité de soins. Les détails y sont tout aussi importants, et la pertinence de ce qui est écrit y est tout aussi révélatrice de la qualité d'évaluation clinique qui est faite. Les notes de l'infirmière doivent donc être factuelles, précises, brèves et descriptives.**

ANALYSE D'UNE SITUATION CLINIQUE

Madame Quang, 81 ans, arrive à l'urgence en ambulance. Elle vient d'un centre de soins de longue durée. L'infirmière qui la reçoit au triage inscrit les notes suivantes sur la feuille de triage :

Subjectif : *Tachy 140 min sous antibio Erythro 250 mg t.i.d.*

Objectif : Ø

Notes d'évolution : *Vue par Dr Robin.*

9^{25} *Gaz artériels fts.*

9^{30} *PSA + poumons fts au lit. Ventimask 100 %*

ad nouvel ordre.

9^{45} *Bilan sanguin ft. S.V. q. 3 min cf ↓ TA.*

9^{55} *NaCl 0,9 % 1 L installé sur main G c̅ Insyth n° 22 à flush pour le moment. Dyspnée ad 36 min c̅ pause occ. Dr Robin @.*

10^{10} *Transfert n° 43 sur accord du Dr Robin cf. PDC au CHSLD et a parlé c̅ famille.*

Quelles données informent de la condition de la cliente ?

1. La chute de pression artérielle. Cependant, on ne sait pas quelle est la valeur actuelle ;

2. La dyspnée ;

3. Tachy 140 min (on suppose que c'est de la tachycardie à cause de la fréquence indiquée).

Peut-on deviner qu'il s'agit d'une cliente qui se présente pour bronchopneumonie ? Non. La plupart des informations qu'on lit peuvent être notées dans d'autres parties de la feuille de triage ; on saurait de toute façon ce qui a été fait comme investigation. Si on s'attardait à décrire plus en détails l'état de madame Quang, on connaîtrait mieux comment se manifeste son problème de santé.

Imaginons une formulation qui décrirait plus la raison de consultation à l'urgence et l'évolution immédiate de la cliente :

Subjectif :   *Dit qu'elle a de la difficulté à respirer depuis le milieu de la nuit et qu'elle ne peut dormir, même en position assise.*

Objectif :   *R 36, toux grasse productive, expectorations de couleur rouille, épaisses. Ronchi aux deux bases pulmonaires. SpO_2 à 82 %.*

         T° 39 °C. Bouge nerveusement, essoufflée.

Notes d'évolution :   *09:25   R 36, P.A. 74/56, P 110.*

                    09:30 O_2 par masque à 100 %, R 32. Demande de ne pas rester seule, dit qu'elle a très peur de

	mourir. Se dit rassurée si je respire plus lentement avec elle.
09:45	*P.A. 80/58, R 28.*
09:55	*Soluté NaCl 0,9 % installé sur main gche c̄ Insyth n° 22, perfuse à 125 ml/h. Dyspnéique, toux grasse, expectore des sécrétions rouille, épaisses. P.A. 70/54. Dr Robin avisé de la P.A.*
10:10	*Transfert au centre d'observation, civière n° 43. Dit être rassurée de se trouver à l'hôpital, mais ajoute qu'elle a toujours peur de mourir étouffée dans ses sécrétions.*

(suite des observations)

Tous les prélèvements, examens faits et médicaments administrés devraient être enregistrés dans la section concernée et ne pas être répétés dans les notes. La mention de l'avis au médecin est importante parce que l'état de la cliente change. Seulement les abréviations reconnues devraient être utilisées. Pouvez-vous identifier celles qui ne sont pas acceptables ou qui sont ambiguës ?

À l'urgence comme ailleurs, l'inscription précise des heures revêt une grande importance, en raison de l'acuité de l'état des clients. Le moment précis où une observation est faite, un médecin est avisé, une méthode de soin est exécutée, une information importante est donnée, un médicament est administré, un transfert est effectué, etc. ne doit jamais être omis. **Une documentation précise et pertinente est un indice révélateur d'une bonne pratique infirmière**[77].

ANALYSE D'UNE SITUATION CLINIQUE

Simon, 10 ans, se présente à l'urgence avec ses parents à 20 heures 35. Il se plaint de douleurs au ventre ayant commencé alors qu'il faisait de la bicyclette. Cela dure depuis trois heures environ. À son arrivée, ses signes vitaux étaient : P.A. 112/78, P 82, R 20, T° 37,4 °C. Il ne se plaint pas de nausée et n'a pas vomi. Il dit que sa douleur abdominale est floue et qu'elle s'étend surtout au côté droit. Quand l'infirmière lui palpe l'abdomen, il se tend, mais sa mère explique qu'il est très gêné et que c'est sans doute parce qu'il se sent mal à l'aise qu'il est ainsi.

Après un certain temps, le médecin examine Simon et juge qu'il vaut mieux le garder sous observation quelques heures. L'infirmière qui s'en occupe alors évalue régulièrement les signes vitaux et s'enquiert de l'évolution de la douleur. Deux heures après avoir été transféré au centre d'observation, la température de Simon est de 37,7 °C, mais sa douleur n'augmente pas, et son abdomen n'est pas plus rigide qu'à son arrivée. À 22 heures 45, l'infirmière avise quand même le médecin de cette donnée et l'inscrit dans ses notes d'évolution.

Comme Simon ne présente qu'une légère augmentation de température, l'infirmière a-t-elle raison d'écrire dans ses notes qu'elle a informé le médecin de ce changement ?

Oui. Aucune modification dans l'état du client ne doit être banalisée. Si l'infirmière a jugé qu'il valait mieux avertir le médecin de ce changement, elle a une bonne raison de le noter au dossier. Une complication peut être difficilement détectable ; tout indice mettant l'infirmière en alerte mérite alors d'être rapporté. Il sera d'autant plus important de détailler l'évaluation continue de l'évolution des manifestations que le client présente.

La note pourrait être écrite ainsi :

« 22:45 T° 37,7 °C. Dit que sa douleur n'a pas augmenté. La rigidité abdominale n'a pas augmenté. Dr Tony informé de la T°. »

ATTENTION ! Dans la description de la condition du client à l'urgence, on sera attentif à détailler clairement et spécifiquement les observations objectives et subjectives recueillies lors de l'évaluation initiale, car elles seront fort utiles à l'établissement des priorités d'action.

ANALYSE D'UNE SITUATION CLINIQUE

Urbain, 22 ans, a fait une chute d'un escabeau alors qu'il réparait un plafond. Il se serait infligé une fracture au tibia gauche. Il est conduit à l'urgence du centre hospitalier de la Frontière par des ambulanciers ; ceux-ci lui ont installé une attelle à la jambe. Peu de temps après son arrivée, il est examiné par le médecin. Comme les radiographies prouvent l'existence d'une fracture complète, une réduction ouverte à l'aide d'une tige intramédullaire est envisagée. Les notes d'évolution de l'infirmière contiennent, entre autres, les informations suivantes :

« 11:00 D 5 %-1/2 S installé à la main droite avec cathéter n° 20, débit à 60 ml/h.

11:35 Accuse doul. jambe gauche à 7/10, pied et cheville chauds, œdème, incapable de bouger les orteils. Reçoit mépéridine 75 mg + hydroxyzine 25 mg donné ± I.M. deltoïde droit. Jambes élevées sur oreiller. Permis opératoire signé.

12:45 Œdème pied gauche ↑. Douleur ↓ à 4/10. Grimace à la mobilisation de sa jambe.

13:15 Céfazoline 1 g I.V. »

Quels sujets décrits permettent de suivre l'évolution de la situation clinique d'Urbain ?

1. **La description de la douleur.** Même si des éléments sont manquants (type de douleur, localisation exacte – le client peut tout aussi bien avoir mal à toute la jambe et pas seulement au site de fracture), on est informé de l'intensité et des résultats des mesures analgésiques, ainsi que des signes concomitants observés ;

2. **L'évaluation des signes neurovasculaires :** œdème du pied et de la cheville, chaleur et mobilité.

Quelles informations pourraient laisser un doute sur la compétence de l'infirmière et témoigner de son imprudence ?

1. **La formulation de l'administration de l'analgésique I.M.** Il est facile de supposer que l'infirmière n'est pas certaine de son acte

puisqu'elle écrit qu'il est donné *plus ou moins I.M.* On est en droit de penser qu'elle ne sait pas comment faire une telle injection. C'est douteux, n'est-ce pas ?

2. **La signature du consentement à la chirurgie** concorde avec le moment où le client a reçu un analgésique. Est-il alors vraiment en état de consentir à l'intervention ? Être sous l'effet d'un tel médicament peut altérer son jugement. Il n'est donc pas prudent de lui demander, dans cette condition, d'accorder son autorisation.

Ces deux notes placeraient l'infirmière dans une position risquée si elle devait justifier ses actes devant un juge ou un jury.

Arythmies

Les troubles du rythme cardiaque ne constituent pas tous une menace à la vie du client et ne requièrent pas nécessairement une intervention d'urgence. Cependant, dès qu'une arythmie se présente, alors que le client est sous surveillance continue, soit par télémétrie ou ECG, il est nécessaire de détailler au dossier[78] :

- l'identification de l'arythmie ;

- l'heure où elle est détectée ;

- la description des activités du client avant et pendant l'arythmie, si possible ;

- les signes et symptômes cardiovasculaires tels que la pâleur, une peau froide et moite, de l'essoufflement, des palpitations, une sensation de faiblesse, un malaise thoracique, des étourdissements ;

- les signes vitaux incluant les particularités du rythme cardiaque ;

- les interventions appliquées et la réponse du client ;

- l'heure et le nom des autres professionnels avisés.

Exemples

a) **Pour un client de 69 ans souffrant d'insuffisance cardiaque, sous surveillance par télémétrie :**

« *2006-06-01 03:45 Tachycardie sinusale à 140/min, rythme régulier. Dit sentir une lourdeur thoracique*

194

ayant commencé lorsqu'il est revenu de la
toilette, et des étourdissements. P.A. 100/68,
R 32. Ø d'autres symptômes.

03:50   *P 98, P.A. 102/72, R 24. Dit se sentir mieux.* »

b) **Pour un client de 61 ans hospitalisé à l'unité coronarienne à la suite d'un infarctus du myocarde et sous surveillance continue par moniteur centralisé :**

« *2006-06-01 21:10   ESV en salve, pouls irrégulier à 82/min.*
P.A. 160/90, R 30. Mains froides et moites,
faciès pâle. Dit se sentir mal : "J'ai peur.
Qu'est-ce qui m'arrive ?" Amiodarone
150 mg dilué dans 20 ml de NaCl 0,9 % donné
I.V. par pousse-seringue à 21:15.

P 84, irrégulier. Explications données sur le
médicament administré. Dit être rassuré.

21:20   *Dr Valmont avisé.* »

(suite des observations)

c) **Pour un client de 49 ans à l'urgence et présentant de la fibrillation ventriculaire :**

« *2006-06-01 12:50   Fibrillation ventriculaire. Apnée. Aucune*
réaction à la stimulation. Défibrillation à
200 joules, inefficace. 2ᵉ décharge à 300 joules,
inefficace.

ATTENTION ! Dans ce dernier exemple, on continuerait la description des interventions en ajoutant les manœuvres de réanimation entreprises et la description de l'état du client en relation avec l'efficacité de ces mesures (voir page 184).

Il est courant d'ajouter au dossier une bande de rythme montrant l'arythmie présentée. Cette pratique est acceptable[79]. De même, l'utilisation d'abréviations, en autant qu'elles soient reconnues, permet de raccourcir les notes tout en donnant des informations précises (voir tableau 3.2).

	Tableau 3.2	
	Abréviations acceptables pour nommer une arythmie	

BAV 1er degré	Bloc auriculo-ventriculaire du premier degré ;
BAV 2e degré	Bloc auriculo-ventriculaire du deuxième degré ;
BAV 3e degré	Bloc auriculo-ventriculaire du troisième degré ;
BBD	Bloc de branche droit ;
BBG	Bloc de branche gauche ;
ESA	Extrasystole auriculaire ;
ESV	Extrasystole ventriculaire ;
FA	Fibrillation auriculaire ;
FC	Fréquence cardiaque ;
RC	Rythme cardiaque ;
TSVP	Tachycardie supraventriculaire paroxystique ;
TV	Tachycardie ventriculaire.

3.14 Notes congruentes avec le plan thérapeutique infirmier

Le plan thérapeutique infirmier est un *ensemble des soins et traitements infirmiers et des autres interventions déterminées par l'infirmière lors de l'évaluation initiale ou de l'évaluation en cours d'évolution, auxquels s'ajoutent les soins et traitements médicaux prescrits*[80] *(voir chapitre VIII, volume 1)*.

> *Le plan thérapeutique infirmier peut prendre différentes formes selon le contexte de pratique (urgence, unité de médecine, soins de longue durée, réadaptation, soutien à domicile, etc.). Ainsi, il peut se retrouver dans les notes d'évolution aussi bien que faire l'objet d'un outil de documentation distinct. L'important, c'est qu'il soit consigné au dossier du client, ainsi que tous les ajustements qui y sont apportés*[81].

Il contribue à individualiser l'approche infirmière et à assurer une continuité des soins. À cet égard, des notes d'évolution en lien avec le plan thérapeutique infirmier ont leur raison d'être. Elles devraient refléter les problèmes du client, les soins appliqués et les résultats obtenus. Elles permettent donc de suivre l'évolution d'une situation de soins. De telles inscriptions fournissent des renseignements utiles lors de la révision du plan comme tel, y compris le plan d'intervention interdisciplinaire, et aident à le mettre à jour.

ANALYSE D'UNE SITUATION CLINIQUE

Voici le plan de soins de monsieur Wallace. Il a 82 ans.

Diagnostic infirmier : *Incontinence urinaire fonctionnelle reliée à un déficit cognitif (désorientation dans l'espace, incapable de trouver la toilette).*

Objectif de soins : *Que le client urine à la toilette.*

Interventions : *Lors des signes avant-coureurs du besoin d'uriner (ex. : bouge nerveusement, se frotte le bas du ventre, porte une main dans sa culotte, marmonne des propos incompréhensibles) :*

1. *lui demander s'il a envie d'uriner ;*

2. *l'amener à la porte de la salle de bain, et lui montrer le pictogramme ;*

3. *la nuit, le conduire à la toilette, ou lui offrir l'urinal lorsqu'il est réveillé ;*

4. *garder la porte de la salle de bain et la lumière ouvertes la nuit.*

En regardant ce plan de soins, sur quels points devraient porter les observations que l'infirmière noteraient dans le dossier du client ?

Sur toutes les manifestations que le client présente et qui aident, soit à confirmer un diagnostic infirmier, soit à évaluer l'atteinte de l'objectif fixé, soit à vérifier la pertinence d'une intervention. Voici un exemple de notes congruentes avec ce plan, pour chaque quart de travail :

« *14:00 Met la main dans sa culotte. Nous dit qu'il a envie d'uriner. Urine sur le plancher.*

15:10 Porte la main à sa culotte. Conduit à la toilette, marmonne "pipi, pipi". Urine dans la toilette.

19:00 Amené à la toilette, reconnaît le pictogramme. Dit : "Toilette."

01:00 Sonne pour la toilette. Incontinence urinaire.

03:00 Miction dans l'urinal. »

3.15 Notes d'évolution en post-partum

Plusieurs paramètres sont régulièrement vérifiés après un accouchement vaginal ou par césarienne : involution utérine, douleur, lochies, état du périnée, condition des mamelons et des seins, élimination urinaire et intestinale, membres inférieurs, etc. L'utilisation de formulaires d'enregistrement systématique est fort utile puisque cela permet de consigner rapidement les informations recueillies (voir annexe I, n° 3). Toutefois, si des écarts à l'évolution normale de la condition clinique de la nouvelle accouchée sont détectés, une note narrative s'impose pour en préciser les détails. La mention de l'heure de chaque vérification est un détail à ne pas négliger, que les données soient consignées sur un formulaire ou dans les notes d'évolution.

L'involution utérine se mesure par le nombre de largeurs de doigt entre l'ombilic et le fond utérin. Normalement, l'utérus devrait être ferme, centré par rapport à la ligne médiane, et sa hauteur en dessous de l'ombilic. S'il est mollasse, qu'il dévie à gauche ou à droite, on le mentionnera en plus des interventions prodiguées et de leurs résultats. L'acronyme général **P** (problème) ou **D** (donnée), **I** (intervention) et **R** (résultat)[82] s'applique très bien dans ce genre de situations.

Exemple

a) « *2006-06-01   17:00   Utérus   mollasse   à   1/0,   dévié   à   droite. Massage utérin. Utérus à 0/1, ferme et centré après miction de 400 ml.* »

ATTENTION ! Vous aurez remarqué l'ajout de la quantité d'urine. Ce détail est important pour expliquer que l'utérus n'était pas dans sa position normale.

Pour décrire la **quantité des lochies**, on ne doit pas employer **uniquement** des mots interprétables comme *traces, petites, moyennes* ou *abondantes* **à moins qu'une légende commune en précise la définition**. La précision de la surface souillée, en référence au pourcentage de la surface totale de la serviette hygiénique, peut se faire de la façon suivante[83] :

Traces :   Présence d'un peu de sang sur le papier hygiénique ou tache de 2,5 cm sur la serviette hygiénique, en l'espace d'une heure.

Petite quantité : Tache de moins de 10 cm sur la serviette hygiénique, en l'espace d'une heure.

Quantité moyenne : Tache de moins de 15 cm sur la serviette hygiénique, en l'espace d'une heure.

Quantité abondante : Serviette hygiénique saturée de sang, en l'espace d'une heure.

Si les lochies sont abondantes au point où plusieurs serviettes sont souillées en l'espace d'une heure, on ajoutera le nombre de serviettes dans la description, comme dans l'exemple ci-dessous :

a) *« 2006-06-01 19:15   Deux serviettes saturées à 100 % de lochies rubra en 45 minutes.*

ATTENTION ! Dans le cas où les lochies sont vraiment très abondantes, on inclurait également d'autres éléments comme la coloration de la peau, les valeurs des signes vitaux, les malaises de la cliente, de même que les interventions infirmières posées ainsi que leurs résultats. Si des caillots de sang sont présents, on en précisera le nombre et les dimensions en centimètres.

Normalement, les lochies ont une odeur fade ou apparentée à l'odeur des menstrues. Lorsqu'elles sentent mauvais, on écrit alors qu'elles sont **fétides** ou **nauséabondes**. Si le périnée est œdémateux et que des applications froides sont faites (voir page 117), il faudra suivre le modèle rappelé précédemment. D'ailleurs, identifiez les données anormales (**P** ou **D**), l'intervention (**I**) et les résultats (**R**) dans l'exemple qui suit :

a) *« 2006-06-01 18:45   Périnée œdémateux, chaud et sensible au toucher. Application de glace pendant 20 min. Œdème ↓, périnée moins sensible. »*

Beaucoup de points d'enseignement sont vus avec la nouvelle accouchée : soins du périnée et des seins, soins de la plaie abdominale dans le cas d'un accouchement par césarienne, soins du bébé, consignes d'allaitement, etc. Tous les éléments révisés avec la cliente peuvent également être consignés sur un formulaire d'enregistrement systématique. Si on devait les détailler dans une note narrative, il faudrait suivre les mêmes directives que pour tout enseignement prodigué ou toute information fournie (voir page 125 et l'exemple d) à la page 127).

3.16 Gestion du processus de soins

Un des volets du concept de suivi systématique de la personne ou de la famille est la *gestion du processus de soins.* Cette appellation désigne l'organisation selon un ordre chronologique et selon les résultats escomptés, compte tenu d'une durée de séjour établie en fonction du diagnostic médical ; elle a trait uniquement au séjour hospitalier d'une personne[84]. Le suivi est assuré au jour le jour, puisque la prestation des soins est prédéterminée[85]. L'approche de l'infirmière est centrée sur les résultats, ce qui leur fait obstacle et les délais dans l'atteinte des objectifs attendus.

Quand un plan de soins interdisciplinaire est utilisé pour un problème médical donné, la durée de l'hospitalisation est préalablement établie. Les points de surveillance, les traitements, les activités de soins ainsi que les résultats prévus sont identifiés pour chaque journée du séjour. Les notes d'évolution devraient alors porter sur les éléments spécifiques à évaluer. On peut donc suivre l'évolution du client et reconnaître les écarts entre *ce qui doit être* et *ce qui est.*

Prenons l'exemple d'une cliente âgée, hospitalisée pour une fracture de hanche, inscrite dans le programme de gestion du processus de soins pour une prothèse totale de la hanche (voir annexe I, n° 14). L'instrument de suivi utilisé mentionne qu'à la journée d'admission, la cliente devrait démontrer sa compréhension de la chirurgie et une diminution de son anxiété. L'infirmière devrait alors faire une évaluation dirigée vers ces objectifs et écrire une note en conséquence. À la sixième journée du processus, correspondant à la cinquième journée postopératoire, un des résultats souhaités est que la cliente participe plus à ses autosoins ; il faudra donc observer le degré d'implication de la cliente dans ses soins d'hygiène, son alimentation, ses déplacements, etc., et le détailler dans les notes. Les inscriptions de l'infirmière servent à prendre des décisions de soins pour le plus grand bien-être de la personne.

ANALYSE D'UNE SITUATION CLINIQUE

Monsieur Jacob, 71 ans, a subi une arthroplastie du genou droit. Il est au septième jour du processus de soins, ce qui correspond au sixième jour postopératoire. À ce stade, il devrait être en mesure d'effectuer ses transferts et ses déplacements de façon plus autonome. Il peut faire de la mise en charge sur sa jambe opérée et est fortement encouragé par le personnel infirmier à circuler plus. Il doit quitter le centre hospitalier dans deux jours. Dans le dossier, on lit les observations suivantes : *circule avec sa marchette, a besoin d'aide pour ses transferts.*

Ces observations aident-elles à vérifier l'atteinte des résultats escomptés chez monsieur Jacob ?

Non. Elles ne sont pas assez détaillées. On apprend qu'il marche et effectue ses transferts, mais cela ne décrit pas suffisamment comment il se débrouille. Pour illustrer davantage l'évolution du client, il faudrait s'attarder à décrire sa tolérance à la marche, s'il hésite ou non à faire de la mise en charge sur sa jambe droite, la distance parcourue, ses difficultés lors des transferts, etc. Voici une suggestion de correction :

« Dit qu'il a peur de mettre du poids sur sa jambe dr. quand il se lève du lit. S'appuie sur la table de chevet pour se lever, sautille sur sa jambe gche pour atteindre sa marchette. Circule dans sa chambre en faisant de la mise en charge sur sa jambe dr. Se dit tendu. Accepte de marcher dans le corridor sur une distance de 20 m environ. Dit qu'il se sent bien, mais qu'il a peur d'avoir plus de douleur s'il met le poids du corps sur sa jambe opérée à chaque pas qu'il fait. »

L'outil de gestion du processus de soins ne sert pas qu'à suivre l'évolution du client. Il constitue une excellente source d'inspiration pour l'observation de points précis et incite, en quelque sorte, à écrire des notes beaucoup plus adaptées à la condition clinique de chaque client.

Notes et références

1. ORDRE DES INFIRMIÈRES ET INFIRMIERS DU QUÉBEC. *Perspectives de l'exercice de la profession d'infirmière*, 2004, p. 16.

2. *Ibid.*, p. 11.

3. REGISTERED NURSES ASSOCIATION OF BRITISH COLUMBIA. *Nursing Documentation*, January 2003, p. 19.

4. <http://www.ino.ie/DesktopModules/Articles/ArticlesView.aspx? TablD=163&ItemId=87> (25 mai 2005).

5. <http://www.amnhealthcare.com/ManagementPerspective.asp? ArticleID=12581> (7 mars 2006).

6. POTTER, Patricia A. et Anne G. PERRY. *Soins infirmiers*, Laval, Groupe Beauchemin éditeur, 2005, p. 380.

7. KROLL, Maureen. « What Were You Thinking ? Charting Rules to Keep You Legally Safe », *Journal of Gerontological Nursing*, vol. 29, nº 3, March 2003, p. 16.

8. REGISTERED NURSES ASSOCIATION OF BRITISH COLUMBIA. *Op. cit.*, p. 19.

9. <http://www.corexcel.com/html/body.documentation.title.ceus.htm> (7 mars 2006).

10. ORDRE DES INFIRMIÈRES ET INFIRMIERS DU QUÉBEC. *Op. cit.*, p. 18.

11. *Ibid.*

12. PHANEUF, Margot. *Communication, entretien, relation d'aide et validation*, Montréal, Chenelière/McGraw-Hill, 2002, p. 248.

13. WOOD, Christopher. « The Importance of Good Record-Keeping for Nurses », *Nursing Times*, vol. 99, nº 2, January 2003, p. 26.

14. SMITH, Linda S. « How to Chart by Exception », *Nursing*, vol. 32, nº 9, September 2002, p. 30.

15. KROLL, Maureen. *Op. cit.*, p. 16.

16. <http://www.ahima.org/infocenter/guidelines/ltcs/5.1.asp> (7 mars 2006).

17. <http://www.palliativecareconsulting.org/olt/106/106book.htm> (17 juin 2005).

18. <http://www.avc.edu/alliedhealth/documents/Documentation.ppt> (4 octobre 2004).

19. <http://www.afip.org/Departments/legalmed/jnrm2000/document.htm> (7 mars 2006).

20. <http://www.nurseweek.com/ce/ce20a.html> (15 octobre 2004).

21. WOOD, Christopher. *Op. cit.*, p. 27.

22. POTTER, Patricia A. et Anne G. PERRY. *Op. cit.*, p. 379.

23. <http://www.nurseweek.com/ce/ce670a.asp> (6 octobre 2004).

24. BRASSARD, Yvon. *Apprendre à rédiger des notes d'évolution au dossier*, 4ᵉ éd., Longueuil, Loze-Dion éditeur, 2006, Volume 1, p. 116.

25. <http://www.graduatesearch.com/Navu-Docu.htm> (24 mai 2005).

26. SIMONEAU, Ivan L. et Francine LAWRENCE. *Soins infirmiers, santé mentale et psychiatrie, guide de stage*, Laval, Groupe Beauchemin éditeur, 2003, p. 41-42.

27. FORTINASH, Katherine M. et Patricia A. HOLODAY-WORRET. *Soins infirmiers, santé mentale et psychiatrie*, Laval, Groupe Beauchemin éditeur, 2003, p. 207.

28. Les termes qualifiant l'affect, de même que leur définition, sont tous tirés de la référence suivante : SIMONEAU, Ivan L. et Francine LAWRENCE. *Op. cit.*, p. 55.

29. FORTINASH, Katherine M. et Patricia A. HOLODAY-WORRET. *Op. cit.*, p. 171.

30. *Ibid.*, p. 172.

31. *Loi sur les infirmières et infirmiers*, L.R.Q., c. I-8, à jour au 15 mai 2008, article 36, 14°.

32. <http://www.oiiq.org/uploads/publications/memoires/pl39/memloi_mesure.html> (7 mars 2006).

33. Les informations de cet encadré sont tirées du document suivant : OIIQ. *Guide d'application de la nouvelle* Loi sur les infirmières et les infirmiers *et de la* Loi modifiant le Code des professions et d'autres dispositions législatives dans le domaine de la santé, avril 2003, p. 38-43.

34. L.R.Q., c. S-4.2, article 118.1.

35. L.R.Q., c. S-5, r.3.01, dernière version disponible 28 mai 2008, article 55, 15°.

36. <http://www.oiiq.org/uploads/publications/memoires/pl39/memloi_mesure.html> (7 mars 2006).

37. ROBITAILLE, Danielle. « La décision d'utiliser des mesures de contentions », *Perspective infirmière*, vol. 3, n° 3, janvier-février 2006, p. 40.

38. Les informations de l'encadré 3.3 sont tirées des références suivantes :

ROBITAILLE, Danielle. *Ibid.*

OIIQ. *Guide d'application de la nouvelle* Loi sur les infirmières et les infirmiers *et de la* Loi modifiant le Code des professions et d'autres dispositions législatives dans le domaine de la santé, avril 2003, p. 38-43.

39. « Advice P.R.N. Postoperative Patient : Charting Suicide Risk », *Nursing*, vol. 33, n° 9, September 2003, p. 15.

40. FORTINASH, Katherine M. et Patricia A. HOLODAY-WORRET. *Op. cit.*, p. 587.

41. *Ibid.*, annexe A.

42. BOUDREAULT, Andréa. *Guide de gériatrie*, Montréal, Guérin éditeur, 2003, p. 40.

43. Voir la page 7 du présent volume.

44. Voir la section *Méthodes de soins intraveineux*, page 79 du présent volume.

45. « Documenting Postoperative Transfer », *Nursing*, vol. 32, n° 3, March 2002, p. 82.

46. Voir la page 81 du présent volume.

47. HALLIDAY, Anne. « Creating a Reliable Time Line », *Nursing*, vol. 35, n° 2, February 2005, p. 27.

48. <http://www.nurseweek.com/ce/ce670a.asp> (6 octobre 2004).

49. ASSOCIATION DES INFIRMIÈRES ET INFIRMIERS DU NOUVEAU-BRUNSWICK. *Tenue de dossiers : normes à l'intention des infirmières immatriculées*, 2002, p. 8.

50. <http://www.nbnu-siinb.nb.ca/charting-ang.pdf> (13 octobre 2004).

51. <http://www.ahima.org/infocenter/guidelines/ltcs/5.1.asp> (7 mars 2006).

52. BROUS, Edith Ann. « 7 Tips on Avoiding Malpractice Claims », *Nursing*, vol. 34, n° 6, June 2004, p. 17.

53. En vertu du *Règlement sur l'organisation et l'administration des établissements*, tous les membres du personnel clinique doivent écrire des notes d'évolution.

54. <http://www.nurseweek.com/ce/ce670a.asp> (6 octobre 2004).

55. Aux paragraphes 18 de l'article 53, 14 de l'article 55, et 11 de l'article 56, le *Règlement sur l'organisation et l'administration des établissements* stipule que l'on doit retrouver au dossier :

    « *un rapport sur tout accident subi par un bénéficiaire dans l'établissement* ».

56. REGISTERED NURSES ASSOCIATION OF BRITISH COLUMBIA. *Op. cit.*, p. 5.

57. ASSOCIATION DES INFIRMIÈRES ET INFIRMIERS DU NOUVEAU-BRUNSWICK. *Op. cit.*, p. 9.

58. ASSOCIATION DES HÔPITAUX DU QUÉBEC. *Guide de formation et d'utilisation du rapport d'incident/accident AH-223*, Les Publications de l'AHQ, mai 1995, p. 1

Après vérification auprès de l'Association québécoise d'établissements de santé et de services sociaux, il n'y a pas de version plus récente de ce guide.

59. <http://www.nso.com/newsletter/advisor/1999_summer/student/ s_8_99.php> (7 mars 2006).

60. POTTER, Patricia A. et Anne G. PERRY. *Op. cit.*, p. 396.

61. ASSOCIATION DES INFIRMIÈRES ET INFIRMIERS DU NOUVEAU-BRUNSWICK. *Op. cit.*, p. 9.

62. <http://www.nso.com/newsletters/advisor/1998_05/nso.php> (7 mars 2006).

63. <http://www.ahima.org/infocenter/guidelines/ltcs/5.1.asp> (7 mars 2006).

64. <http://www.corexcel.com/html/body.documentation.title.ceus.htm> (7 mars 2006).

65. <http://www.graduatesearch.com/Navu-Docu.htm> (24 mai 2005).

66. POTTER, Patricia A. et Anne G. PERRY. *Op. cit.*, p. 396.

67. *Code de déontologie des infirmières et infirmiers*, c. I-8, r.4.1, article 12.

68. AMBROSE, Marguerite S. and Frances W. QUINLESS. *Nursing Procedures*, Springhouse, Springhouse Corporation, 2000, p. 252.

69. Dictionnaire *Le Petit Larousse illustré.*

70. Dans le *Règlement sur l'organisation et l'administration des établissements*, il est mentionné, aux articles 53, point 23 ; 55, point 19 ; et 56, point 16, que le dossier (…) comprend notamment : *« une copie de la déclaration de décès ».*

71. DOENEES, Marilynn E., Monique LEFEBVRE et Mary Frances MOORHOUSE. *Diagnostics infirmiers, interventions et bases rationnelles*, Saint-Laurent, ERPI, 2001, p. 752.

72. COLLEGE OF REGISTERED NURSES OF NOVA SCOTIA. *Documenting Care, A Guide for Registered Nurses*, 2002, p. 7.

73. ASSOCIATION DES INFIRMIÈRES ET INFIRMIERS DU NOUVEAU-BRUNSWICK. *Op. cit.*, p. 8.

74. ANONYME. « Charting Tips : Documenting Difficult Patient Encounters », *Nursing*, vol. 30, n° 1, January 2000, p. 69.

75. SMITH, Linda S. « Documenting Refusal of Treatment », *Nursing*, vol. 34, n° 4, April 2004, p. 79.

76. <http://www.nurseweek.com/ce/ce20a.html> (15 octobre 2004).

77. EHRENBERG, Anna, Margarita EHNFORS and Björn SMEDBY. « Auditing Nursing Content in Patient Records », *Scandinavian Journal of Caring Sciences*, vol. 15, n° 2, June 2001, p. 134.

78. « Keeping Tabs on Arrhythmias », *Nursing*, vol. 32, n° 10, October 2002, p. 82.

79. *Ibid.*

80. ORDRE DES INFIRMIÈRES ET INFIRMIERS DU QUÉBEC. *Op. cit.*, p. 26.

81. LEPROHON, J., L.-M. LESSARD et OIIQ. *Plan thérapeutique infirmier et son arrimage avec le plan d'intervention interdisciplinaire*, Document préliminaire, 2ᵉ version, Montréal, Direction scientifique OIIQ, novembre 2003.

82. BRASSARD, Yvon. *Apprendre à rédiger des notes d'évolution au dossier*, 4ᵉ éd., Longueuil, Loze-Dion éditeur, 2006, Volume 1, p. 88.

83. LADEWIG, Patricia W. *et al.* *Soins infirmiers et périnatalité*, Saint-Laurent, Éditions du Renouveau Pédagogique, 2003, p. 823.

84. LEFEBVRE, Hélène, Louise BOUCHARD et Diane PELCHAT. « Le suivi systématique de la personne/famille au cœur de la réforme des services de santé », *L'infirmière du Québec*, vol. 6, n° 5, mai-juin 1999, p. 25.

Nous avons privilégié cette référence, car on y retrouve des définitions satisfaisantes, et toujours actuelles, des notions dont il est sujet dans cette partie.

85. POTTER, Patricia A. et Anne G. PERRY. *Op. cit.*, p. 382.

CHAPITRE IV

NOTES D'ÉVOLUTION EN SERVICES AMBULATOIRES

But de l'étude de ce chapitre

Se sensibiliser à l'importance d'adapter sa pratique de rédaction des notes d'évolution aux changements dans la réorganisation et la prestation des soins infirmiers imposés par la réforme des services de santé et des services sociaux.

Objectif général

Sélectionner l'information à consigner dans les notes au dossier en respectant les principes sous-jacents aux applications des conceptions actuelles des soins.

Objectifs spécifiques

Après avoir complété l'étude de ce chapitre, vous devriez pouvoir :

- choisir les renseignements pertinents à rapporter dans les notes d'évolution dans un contexte de médecine de jour et de chirurgie d'un jour ;

- rédiger des notes pertinentes dans des situations de santé communautaire pour les services de soins courants et aux personnes en perte d'autonomie.

La réforme des services de santé et des services sociaux a engendré des changements majeurs dans la façon de concevoir les soins à la population et a imposé une réorganisation rapide des services. Au cours des dernières années, l'application du virage ambulatoire s'est étendue et de nouveaux modes de prestation des soins se sont développés. Des concepts, comme le suivi systématique des clientèles et la gestion de cas, prennent également de l'ampleur. Les CLSC occupent une place de plus en plus grande dans le réseau de la santé au Québec. Inévitablement, cela a des répercussions non seulement sur les coûts des soins de santé et l'organisation du travail comme telle, mais aussi sur les responsabilités qui en découlent. Ces changements offrent une possibilité d'adapter sa pratique de rédaction des observations au dossier.

Le virage ambulatoire est une *approche selon laquelle la personne devient responsable des soins qu'elle reçoit et, avec l'appui de sa famille, de ses amis et de sa communauté, a la responsabilité de se maintenir en santé*[1]. Les soins et services de santé sont ainsi accessibles à des personnes capables de se déplacer pour les recevoir et visent à offrir des alternatives à l'hospitalisation et à accélérer le retour d'une personne dans son milieu de vie après une hospitalisation ou une chirurgie[2].

Dans un contexte de gestion efficiente des ressources, ces nouvelles approches sont centrées sur la qualité des résultats cliniques. S'inscrivant dans cette perspective, les notes de l'infirmière doivent montrer de manière encore plus évidente l'impact des soins sur la situation de santé du client. Cela renforce avec vigueur l'idée maîtresse que les inscriptions au dossier contribuent à la prise de décision concernant les besoins de la personne ; d'où l'importance capitale de l'évaluation rigoureuse et suivie de l'évolution de la condition clinique du client. Des éléments démontrant les capacités de l'individu à prendre en charge sa santé devraient être retrouvés dans ce qui est documenté au dossier par l'infirmière.

Dans cette section, nous donnerons peu d'explications sur l'organisation et la distribution des soins dans un contexte de réforme du système de santé. Notre but n'est pas d'expliquer le fonctionnement du réseau des services offerts et la façon d'accéder à ceux-ci. Nous ne voulons pas non plus en justifier les applications. Nous désirons seulement montrer comment la rédaction des notes d'évolution y prend sa place.

4.1   Médecine de jour et chirurgie d'un jour

Les unités de médecine de jour et de chirurgie d'un jour se sont donc rapidement développées pour offrir à la population des services ne nécessitant qu'un très court séjour à l'hôpital. La *médecine de jour* concerne la prestation, en une même journée, de soins médicaux ou infirmiers, de services diagnostiques ou thérapeutiques, de services de soutien, d'activités de promotion de la santé et d'éducation des clients qui, autrement, seraient hospitalisés[3]. La *chirurgie d'un jour*, quant à elle, regroupe un ensemble d'activités structurées et organisées pour des interventions chirurgicales reposant sur des protocoles périopératoires et qui sont destinées à un patient qui reçoit habituellement son congé le jour même[4].

Quand l'infirmière s'occupe d'un client qui requiert ces services, elle doit s'efforcer d'écrire des notes pertinentes et complètes avec la même diligence professionnelle. Tout ce qui peut aider la personne à se prendre en charge plus vite, à mieux utiliser ses ressources et celles de son entourage ou de son environnement mérite une attention. Cela doit transparaître dans la qualité de ce qui est écrit. Elle sera donc attentive à consigner des renseignements spécifiques du service offert ou du type d'opération subie, en s'attardant à décrire la réponse du client. Toutes les règles usuelles de rédaction s'appliquent, et les mêmes qualités ont préséance. Souvent, des formulaires d'enregistrement systématique sont utilisés.

Voyons l'application de ces principes en étudiant des situations cliniques.

ANALYSE D'UNE SITUATION CLINIQUE

Monsieur Ahmet, 65 ans, est d'origine turque. Il prenait des hypoglycémiants oraux, car il est diabétique. À la suite d'un léger accident vasculaire cérébral, son médecin de famille a dû changer le traitement de son diabète et l'a envoyé au service de médecine de jour pour qu'on lui montre comment préparer et s'administrer ses injections d'insuline. Comme il ne parle ni le français ni l'anglais, il se présente au service avec son fils, qui lui sert d'interprète. L'infirmière montre la technique de préparation au client et à son fils, et coche les points précis qu'elle a enseignés sur la feuille *Enseignement à la personne diabétique* utilisée dans le service. Pour être certaine que monsieur Ahmet se débrouillera de façon autonome, elle fait une demande au CLSC pour qu'un suivi soit assuré pendant quelques jours. L'infirmière de liaison vient consulter la fiche du client avant de contacter l'infirmière du service d'accueil-soins du CLSC.

Quelles informations l'infirmière devrait-elle inscrire dans ses notes et qui faciliteraient la demande de service faite au CLSC ?

1. **La mention que l'enseignement est fait.** Dans ce cas-ci, le contenu détaillé de ce qui est enseigné (comment lire et manipuler une seringue,

prélever la bonne dose d'insuline, les sites d'injection et la façon de se piquer, etc.) se retrouverait sur le formulaire d'enregistrement systématique ;

2. **La réponse du client à ce qui lui est montré** en précisant ce qu'il fait correctement et les difficultés qu'il présente ;

3. **Que l'enseignement a été fait en présence du fils,** pour informer des ressources immédiates dont le client dispose ;

4. **La disposition du client à se prendre en charge quant à la gestion de son diabète,** d'après les vérifications faites auprès du fils ;

5. **Les informations données sur d'autres** ressources qui leur sont accessibles.

Une note contenant ces éléments pourrait se lire comme suit :

« 2006-06-01   09:30   Enseignement fait au client et à son fils sur la préparation et l'administration de l'insuline : incapable de reconnaître le nombre d'unités sur la seringue. Prélève la bonne dose quand son fils le lui indique. Respecte toutes les étapes. Administration non vérifiée, mais, d'après son fils, le client explique la bonne façon de le faire. Explications données au fils sur les services offerts par le CLSC ; dit qu'il connaît un pharmacien qui parle turc. D'après lui, son père sera gêné de demander des informations à l'infirmière du CLSC et attendra qu'il revienne à la maison s'il ne peut se piquer lui-même. L. Youri, infirmière de liaison, avisée. »

ANALYSE D'UNE SITUATION CLINIQUE

Zacharie a 8 ans. Il est au service de chirurgie d'un jour pour y subir une amygdalectomie. Il est revenu de la salle d'opération il y a à peine 30 minutes. Il pleurniche un peu et dit qu'il a mal à la gorge. Sa mère le taquine pour tenter de le faire sourire. Comme l'enfant se plaignait de nausées, l'infirmière lui a administré un suppositoire de dimenhydrinate, selon la prescription. Malheureusement, l'enfant a développé une forte réaction secondaire de somnolence ; lorsqu'il parlait, il articulait à peine et tombait rapidement endormi. Même sa mère avait de la difficulté à le réveiller. Le chirurgien a été informé de cette réaction. En milieu d'après-midi, il vient voir Zacharie et retarde son départ pour le début de soirée.

Quelles données spécifiques de la chirurgie l'infirmière doit-elle noter sur la fiche de Zacharie ?

1. L'état de l'enfant à son arrivée de la salle d'opération, y compris l'heure, et toutes les autres vérifications habituelles (voir chapitre III, section 3.6) ;

2. Les plaintes de douleur et l'effet des moyens de soulagement pris ;

3. Le caractère des expectorations.

Quelles informations supplémentaires ajoutera-t-elle ?

1. La plainte de nausées et l'administration de médicament antiémétique ;

2. L'effet secondaire présenté par l'enfant et les autres mesures appliquées ;

3. L'heure où le chirurgien est avisé, la mention de sa visite et l'heure où il est venu ;

4. L'application des nouvelles prescriptions, s'il y a lieu.

Au moment du départ de l'enfant, qu'est-ce que l'infirmière devrait écrire en plus des données habituelles ?

1. L'état de l'enfant par rapport à la réaction qu'il a présentée ;

2. Les informations transmises : non seulement celles concernant la reprise de l'alimentation et la surveillance des saignements, mais également celles sur les ressources à contacter en cas de problèmes.

L'ensemble des notes pourrait ressembler à ceci :

> *« 11:00 De retour de s. op. Se plaint de léger mal de gorge et de dysphagie. Collier de glace au cou. D 5 % en cours, perfuse à 30 ml/h. Réveillé, répond correctement aux questions. Veut boire. Expectore du mucus et des filaments sanguins rouge clair.*

11:30	Se plaint de nausées. Supp. dimenhydrinate 50 mg I.R.
11:45	Somnolent, difficulté à prononcer les mots, s'endort si on ne le stimule pas. P.A. 108/78, P 88, Ø cyanose.
11:50	Dr Xiang informé.
12:00	Répond aux questions par signes de tête, garde les yeux fermés. Reconnaît la voix de sa mère.
12:15	Arrive à dire qu'il n'a plus de nausées, ouvre les yeux et nous regarde. Orienté dans l'espace, ne peut dire quelle journée on est.
12:30	Semble dormir. Se réveille si on lui parle, mais se rendort aussitôt.
13:00	P.A. 108/74, P 86, R 26.
13:30	Demeure réveillé si sa mère lui parle constamment. Dès qu'on arrête de lui parler, il se rendort.
14:00	Veut cracher, sécrétions teintées de sang rouge foncé.
14:30	Visite du Dr Bastien.
15:00	Plus réveillé. Prononce les mots plus clairement.
16:00	Miction de 150 ml.
16:15	Soluté de Dextrose 5 % 250 ml à la suite.
17:00	Ø nausées. Boit environ 20 ml d'eau. Tolère.
17:30	Informations données à la mère sur les aliments permis dans les premiers jours postopératoires. Brochure remise sur la surveillance après une amygdalectomie. Avisée de contacter le service Info-Santé s'il y a d'autres changements à la suite de la chirurgie. Soluté enlevé.
18:00	Complètement réveillé. Dit qu'il ne se souvient pas de ce qui est arrivé. Parle clairement. Orienté.
18:10	Quitte en fauteuil roulant avec sa mère. »

ANALYSE D'UNE SITUATION CLINIQUE

Après avoir vu son médecin de famille à son bureau, madame Cyprien, 47 ans, se présente au service d'endoscopie pour une colonoscopie totale. L'infirmière fait signer le formulaire de consentement à l'examen, complète la collecte de données à son admission et y inscrit les vérifications suivantes :

Arrivée : *2006-06-01*   **Heure :** *10:30*

Mode d'arrivée : *Sur pied, accompagnée de son fils Daniel.*

Examen : Colonoscopie totale.   **Médecin :** *Dr Eugène.*

Maladies : *Hypertension, Ø diabète, Ø maladie cardiaque, Ø glaucome, allergie à la pénicilline et aux arachides.*

Médication : *Lévothyroxine 0,125 mg, ramipril 5 mg.*

Autres renseignements : *À jeun depuis minuit, a uriné, P.A. 122/76, P 88, R 20, masse 62 kg.*

Les notes évolutives se lisent comme suit :

« 2006-06-01   *11:35*   *Sol. NaCl 0,9 % 500 ml installé pli du coude droit avec cathéter n° 22, en TVO. Dit avoir très peur, mais être plus rassurée en voyant d'autres clients partir après avoir eu le même examen. Départ pour examen à 11:40.*

　　　　　　11:50   *Retour d'examen, somnolente. P.A. 118/70, P 95, SpO₂ 90 % c̄ O₂ à 2 L/min par lunette nasale. Mains froides, Ø cyanose.*

　　　　　　12:15   *SpO₂ 97 % à l'air ambiant.*

　　　　　　12:45   *P.A. 130/76, P 88, R 20. Soluté enlevé. Se rend à la toilette, passe des gaz.*

　　　　　　13:00   *S'informe de ce qu'elle doit surveiller après l'examen, une fois rendue à la maison. Explications des points à observer et informations données sur les rendez-vous à prendre. Quitte sur pied avec son fils à 13 :15.*

　　　　　　　　　　　　　　　　　　C. Fernando inf. »

Ces notes montrent-elles la surveillance clinique de l'infirmière avant et après l'examen ?

Oui. Elles sont complètes. Tous les détails pertinents dans une telle situation s'y retrouvent.

Quelles données retrouvées dans ces notes d'évolution laissent croire que la cliente devrait être en mesure de prendre en charge sa situation actuelle de santé ?

S'informe de ce qu'elle doit surveiller après l'examen, une fois rendue à la maison.

La cliente démontre ainsi qu'elle sera vigilante à détecter les signes de complication.

Explications des points à observer et informations données sur les rendez-vous à prendre.

Cette intervention de l'infirmière devrait permettre à la cliente d'être plus impliquée et de se sentir plus responsable quant à sa condition de santé. N'est-ce pas un exemple de la relation de partenariat infirmière – client ?

ANALYSE D'UNE SITUATION CLINIQUE

Monsieur Gilles, 60 ans, a subi une hémorroïdectomie. Il est à l'unité de chirurgie d'un jour. La feuille d'ordonnances contient les prescriptions suivantes :

- Mépéridine 50 mg I.M. q. 3-4 h. PRN ;

- Pentazocine 50 mg p.o. q. 6 h. PRN ;

- Congé lorsque stable.

Dans le dossier du client, l'infirmière a écrit ces notes pour la période postopératoire :

« 2006-06-01   12:30   Retour de salle de réveil. P.A. 156/82, pouls 60, SpO₂ 97 % sans O₂. Lactate Ringer en cours. Pans. anal propre.

14:10 *Va bien. Circule sur pied pour toilette, miction libre.*

Écoulement de sang rouge luisant ++ sur pansement.

14:20 *Pans. refait, léger suintement de sang rouge foncé par anus. Pans. antérieur souillé complètement de sang rouge séché. Pans. refait avec comp. 4 × 4 (×3) + coussinet abdominal + hypafix. À surveiller.*

Soluté enlevé. Congé autorisé. Départ accompagné.

P. Hugues inf. »

Dans le contenu de ces notes, quelles données informent de la surveillance postopératoire adéquate exercée par l'infirmière ?

1. Les valeurs des signes vitaux au retour de la salle de réveil, même si l'évaluation de la respiration est absente ;

2. L'état du pansement anal ;

3. Le moment où le client va à la toilette et la mention de la première miction postopératoire ;

4. L'écoulement sanguin rouge luisant et le changement du pansement.

Quelles informations sont incomplètes ?

1. Le débit de la perfusion I.V. ;

2. La quantité d'urine lors de la première miction, si possible ;

3. La description objective du pansement souillé de sang. Rappelez-vous que les signes ++ sont interprétables (voir page 109) ;

4. Les données relatives au départ du client : il y manque l'heure, l'identification de la personne qui accompagne le client au moment où il quitte l'établissement ainsi que le statut ambulatoire.

Quels mots et expressions ne devraient pas être employés ? Expliquez pourquoi il faut les éviter.

Va bien.	Qu'est-ce que cela veut dire exactement ? Veut-on montrer qu'on a raison de laisser le client aller à la toilette ? Il faudrait détailler les éléments observés par l'infirmière pour appuyer cette affirmation. L'évaluation du client immédiatement au retour de la chirurgie montre que tout se déroule normalement pour le moment.

Écoulement de sang rouge luisant ++ sur pansement.

Les ++ ne sont pas acceptables. On décrit le pansement en mesurant la grandeur de la partie souillée en centimètres ou en se basant sur les pièces de monnaie pour les petites quantités.

Léger suintement.	Le mot *léger* est imprécis. Comme le pansement a été refait à 14 heures 20, le moment où l'infirmière constate qu'il est souillé à nouveau indiquerait la vitesse de saturation et renseignerait plus pertinemment sur l'importance du saignement.
À surveiller.	Qu'est-ce qui est *à surveiller* exactement ? Pourquoi ? Cette expression *ne prouve pas* ce que l'infirmière surveille et ne renseigne aucunement sur l'évaluation clinique du client qui est faite.
Congé autorisé.	C'est déjà indiqué dans les ordonnances médicales (*congé lorsque stable*). Pour justifier que l'infirmière a raison de laisser partir le client, elle devrait écrire les éléments d'évaluation prouvant sa décision : stabilité des signes vitaux, évaluation de la douleur, état du pansement, etc.

Avez-vous remarqué que certaines heures ne sont pas indiquées pour des renseignements très importants ? Pouvez-vous identifier à quelles données elles se rapporteraient ?

Trouvez-vous qu'il aurait été approprié d'ajouter les points d'enseignement spécifiques de la chirurgie, avant le départ du client pour son domicile (brochures ou dépliants remis) ?

ANALYSE D'UNE SITUATION CLINIQUE

Madame Ioanna, 67 ans, est atteinte de carcinome de la vessie. Le médecin oncologue a prescrit un traitement intravésical d'OncoTice® répété toutes les semaines pendant six semaines. Elle recevra ses traitements au centre de médecine de jour.

L'infirmière accueille la cliente pour son premier traitement et complète une collecte de données portant, entre autres, sur les points suivants : allergie au BCG, vaccins récents, prise d'antibiotiques actuellement, maladie immunosuppressive et infections antérieures. Elle lui explique les détails de la procédure, s'assure qu'elle a uriné, et installe la sonde vésicale pour exécuter l'instillation prescrite.

Quels éléments l'infirmière devrait-elle consigner dans ses notes d'évolution par rapport au traitement prodigué ?

1. L'heure de la miction avant le traitement ;

2. Le type de sonde installée pour la procédure (voir page 94) ;

3. Le détail de la médication administrée en instillation (voir page 96) ;

4. L'enseignement sur les points à respecter après le traitement.

On pourrait écrire les notes d'évolution de la façon suivante :

« 2006-06-01   14:00   Miction. Sonde Foley N° 14 installée. OncoTice 50 mg dans 50 ml de NaCl 0,9 % en instillation vésicale, et sonde enlevée par la suite. Avisée de ne pas uriner dans les deux prochaines heures. Enseignement sur les points à respecter lorsqu'elle urine. Brochure Mieux comprendre votre traitement thérapeutique remise. Exprime sa confiance au traitement et dit accepter de suivre les consignes. »

La continuité des soins ne couvre plus seulement la période d'hospitalisation ; elle s'inscrit maintenant dans une vision élargie d'accessibilité aux soins. Le lien entre les différents partenaires du système de prestation des services de santé est renforcé de façon encore plus tangible quand les notes au dossier font état de la situation clinique du client et de ses besoins en matière de santé. Toutes les informations utiles pour le diriger vers les services les mieux adaptés à ses besoins méritent notre attention. C'est un bon moyen de refléter que les soins infirmiers visent à aider la personne à assumer sa part de responsabilités dans la prise en charge de sa santé.

Les services ambulatoires représentent une grande partie des soins dispensés à la population. Dans ce contexte, le rôle des infirmières praticiennes spécialisées est à découvrir et à développer, leur place est à faire dans le réseau de la santé, et leur expertise est à exploiter. Leur apport au mieux-être de la clientèle sera sûrement déterminant, et le contenu de leurs annotations au dossier du client n'échappera pas aux grandes qualités de la documentation professionnelle.

4.2 Notes d'évolution en santé communautaire

La réforme dans le réseau de la santé a réservé une très grande place aux centres locaux de services communautaires. Leur vocation s'est étendue pour offrir encore plus de services et de soins à des clients à domicile et à leur entourage. Le réseau Info-Santé s'est beaucoup développé, est plus connu et de plus en plus utilisé. Les personnes en perte d'autonomie peuvent recourir à de nombreux services pour continuer à vivre dans leur demeure. Plusieurs voient leur hospitalisation s'abréger parce qu'ils peuvent continuer à recevoir des soins à domicile. Tous ces changements amènent l'infirmière à jouer un rôle majeur dans la chaîne de prestation des soins. Son autonomie professionnelle est réelle.

Les mêmes considérations qualitatives s'appliquent à la rédaction des notes d'évolution en santé communautaire. Cependant, d'autres applications méritent d'être considérées.

A) Beaucoup d'informations sont transmises par téléphone. Que ce soit pour avertir le médecin des signes inquiétants d'une situation[5], donner des conseils à un client connu du service[6] ou contacter une ressource particulière, ce doit être noté au dossier.

B) La date et l'heure des visites doivent être indiquées. Si c'est possible, il est bon de rédiger les notes au domicile du client ; à tout le moins, il faut s'efforcer de le faire à un moment le plus rapproché de la visite alors que les données sont encore fraîches en mémoire. Pour être sûr de ne rien oublier, un calepin ou une fiche sera fort utile.

C) Quand un client téléphone au CLSC pour parler à l'infirmière attitrée à ses soins, celle-ci devrait noter[7] : la date et l'heure, la raison de l'appel, l'évaluation qui est faite, les intentions du client en rapport avec les informations qu'il a reçues et les démarches faites, si c'est applicable.

Exemples

a) *« 2006-06-01   14:30   Dr Khalil avisé de la P.A. à 200/104 et de l'œdème des jambes.*

14:40   Informé par téléphone de prendre la moitié de sa dose de furosémide cet après-midi et que sa P.A. sera contrôlée demain. »

RAPPEL ! Les notes ne doivent jamais être écrites au temps futur, car on ne peut être totalement certain de ce qui arrivera. Dans l'exemple ci-dessus, l'infirmière informe *présentement* le client de ce qu'elle a l'intention de faire *demain*. C'est pourquoi la note, telle qu'elle a été formulée, est acceptable. Il faudra ajouter au dossier la valeur de la pression artérielle quand celle-ci sera effectivement vérifiée.

---

b) *« 2006-06-01   15:00   Appelle pour m'informer de la présence de sang dans son sac collecteur d'urine. Avisé de faire une irrigation vésicale et de téléphoner de nouveau si aucun changement. »*

Toutes les données en rapport avec la raison de la visite à domicile doivent être notées. Que ce soit pour un soin physique, une vérification de la prise de médicaments, de l'enseignement sur un point spécifique ou autres choses, elles démontrent l'évaluation que l'infirmière fait de la situation de santé du client. Prenons l'exemple d'un client âgé diabétique et souffrant d'hypertension artérielle, vivant seul en appartement et présentant des pertes de mémoire. Lors de ses visites, l'infirmière vérifie si le client sait comment prendre ses médicaments avec la dosette préparée par le pharmacien et en profite pour évaluer l'importance des pertes de mémoire. Plus tard, elle rédigera une note qui pourrait être comme celle-ci :

c) *« 2006-06-01 09:00   M'explique comment il prend ses médica-ments. Ne suit pas les dates indiquées sur la dosette, mais respecte les heures. A déjà pris ceux de 8 h. Reconnaît qu'il prend 5 pilules le matin et 3 en soirée. Ne peut les nommer, mais explique pourquoi il les prend. Quand j'inscris sa P.A. sur sa fiche, je lui dis que j'ai oublié la date, et il doit regarder sur le calendrier pour me la dire. Ne trouve pas le bon jour ni la bonne date. Ne peut nommer le nom de l'auxiliaire familiale qui vient chaque jour. »*

Les informations doivent être rapportées objectivement et ne pas être une interprétation subjective de l'infirmière[8]. Par exemple, il n'est pas acceptable d'écrire que *l'appartement est malpropre* ou *insalubre* ; il est préférable d'écrire que *des vêtements, des journaux, des sacs à ordures pleins traînent dans l'appartement,* que *de la vaisselle sale est sur le comptoir de la cuisine,* ou qu'*il y a de la vermine dans les armoires.* Mieux vaut écrire ceci : *« Porte des vêtements tachés d'aliments séchés et qui sentent l'urine. »* Ou *« Dit qu'il ne fait pas de lavage et qu'il ne s'est pas lavé depuis 4 jours »,* plutôt que cela : *« Malpropre, néglige de se laver. »*

Quand un membre de l'entourage immédiat ou de la famille participe aux activités de soins, il peut être approprié d'en décrire son implication. Cependant, cela ne doit pas se faire aux dépens d'une description adéquate de la condition du client. C'est donc à l'infirmière de déterminer la pertinence d'une telle information. Voici quelques suggestions de formulations pour illustrer ce point :

« Dit avoir l'aide de... pour... » ;

« Dit qu'il apprécie beaucoup le soutien de sa conjointe par rapport à... » ;

« Refuse de..., préfère quand c'est... qui le fait » ;

« Avoue qu'elle se fie beaucoup à... pour... » ; etc.

Monsieur Lucien a 79 ans. Il est célibataire et vit seul dans un haut de duplex. Il souffre d'insuffisance veineuse aux membres inférieurs. L'infirmière du CLSC le visite pour évaluer l'état des plaies qu'il a aux deux jambes. Elle constate qu'elles ne suintent pas et qu'il ne ressent pas de démangeaisons ; il n'y a pas de phlyctènes, mais il a un mouvement de retrait quand on touche le pourtour des plaies. Le client a déjà porté des bas élastiques de support. Il a maintenant des bas de contention, mais il ne les met pas, car il est incapable de se pencher pour les enfiler. Par contre, il est capable de les enlever. L'infirmière observe qu'il est incapable de mettre ses chaussures. Ses pieds sont très enflés. Dans son appartement, fort en désordre d'ailleurs, il ne se sert pas de sa marchette pour se déplacer ; il s'appuie sur les meubles ou sur les murs. Il ne veut pas avoir d'aide pour faire le ménage et ne reçoit la visite de personne.

À la suite de l'évaluation des plaies, l'infirmière propose au client un traitement au ZipZoc. Il accepte de l'essayer.

Quelles notes décrivent le mieux la visite que l'infirmière a faite à monsieur Lucien ?

a) « 2006-06-01 10:15   Plaies superficielles aux deux jambes. Face antérieure de la jambe dr. : plaie de 7 cm de diamètre. Mollet gche : plaie de 4 cm × 6 cm. Plaies rosées, sensibles au toucher, Ø exsudat, Ø prurit, peau lisse. Ne porte pas ses bas de contention. Incapable de se pencher pour mettre ses chaussures. Jambes et pieds œdémateux. Dit qu'il marche pieds nus. Accepte d'essayer le traitement au ZipZoc, bas installés. Avisé de les garder pendant 7 jours, sans les enlever pour dormir. N'utilise pas sa marchette, se tient aux meubles ou aux murs. Appartement encombré, refuse de l'aide pour faire le ménage. Dit qu'il ne reçoit jamais de visite. »

Passez à la page 224.

b) « 2006-06-01 10:15   Plaies aux deux jambes évaluées. Auraient nécessité qu'il porte ses bas élastiques, mais le client est incapable de se pencher pour les mettre. Ne porte pas non plus ses bas de contention. Œdème marqué aux pieds et aux jambes. Marche pieds nus. Accepte le traitement au ZipZoc. L'appartement est tellement en désordre qu'il est dangereux qu'il tombe en marchant. Ne veut pas d'aide, aucune visite. »

Passez à la page 225.

L'exemple *a)* décrit le mieux les observations faites lors de la visite de l'infirmière.

En lisant cette note, êtes-vous en mesure de visualiser les plaies et l'état des jambes du client ? Le type, la localisation, la grandeur, l'aspect et d'autres caractéristiques y sont bien détaillés. La mention de l'absence de prurit, de phlyctènes et d'écoulement montre la qualité d'évaluation qui est faite.

Sans connaître plus la situation, on apprend ce que d'autres tentatives de traitement ont donné ; on en comprend aussi la raison. On sait ce qui est proposé comme nouvelle solution et que les instructions sont fournies. L'évaluation de l'infirmière ne porte pas uniquement sur l'état des plaies, mais également sur les capacités du client à se chausser et à se déplacer chez lui. On perçoit la préoccupation d'aider le client en tenant compte de son environnement immédiat et des ressources personnelles dont il dispose.

En mentionnant que l'appartement est encombré, on devine qu'il peut y avoir un danger pour le client quand il y circule. Par contre, la note gagnerait à être plus descriptive. Par exemple :

> « *Journaux et livres éparpillés dans le salon et le corridor. Des vêtements traînent partout dans sa chambre et sur les meubles de la cuisine. Serviettes par terre dans la toilette. Sacs à ordures pleins dans la cuisine, vaisselle sale sur le comptoir. Refuse de l'aide pour faire le ménage.* »

Il faut toujours s'efforcer de décrire ce que l'on voit, sent et entend pour demeurer le plus objectif possible. Une note plus longue ne signifie pas nécessairement qu'elle est superflue.

Continuez à la page 227.

Cet exemple est plus court, mais il n'est pas totalement adéquat. Étudions cela de plus près.

Plaies aux deux jambes évaluées.

On ne sait pas comment elles sont exactement puisque rien n'est détaillé.

Auraient nécessité qu'il porte ses bas élastiques.

Cherche-t-on à expliquer l'apparition des plaies ou à rendre le client responsable de la mauvaise condition de ses plaies ? Il vaudrait mieux écrire qu'il *ne porte pas ses bas élastiques, dit qu'il est incapable de se pencher pour les mettre ; ne porte pas non plus ses bas de contention.* Ainsi formulée, l'explication met en lumière l'évaluation des capacités du client.

Œdème marqué aux pieds et aux jambes.

Pour quantifier l'importance de l'œdème aux jambes, on en mesure la circonférence ; c'est très précis. Souvent, les empreintes laissées par les souliers nous indiquent qu'il y a œdème aux pieds.

Marche pieds nus.

C'est une observation pertinente, compte tenu du problème de santé du client.

Accepte le traitement au ZipZoc.

Il faudrait ajouter que les bas spéciaux sont mis en place et que les instructions sont données sur ce traitement.

L'appartement est tellement en désordre qu'il est dangereux qu'il tombe en marchant.

Une note sur l'environnement du client aide à mieux comprendre sa situation. Cependant, il ne faut pas écrire les conclusions qu'on en tire ; cela laisse supposer qu'on juge négativement le client. En décrivant plus ce qu'on veut dire par l'expression *tellement en désordre*, il serait facile d'identifier un risque d'accident relié à la qualité de l'environnement.

Ne veut pas d'aide.

Ce serait plus clair de préciser qu'il ne veut pas d'aide pour le ménage de son appartement.

Aucune visite.

Il reçoit au moins celle de l'infirmière.

Revenez à la page 222 et considérez l'autre exemple.

ANALYSE D'UNE SITUATION CLINIQUE

Marc, 30 ans, est inscrit au service des soins courants de son CLSC. Il reçoit des injections intraveineuses de médicaments antiviraux. Il n'accepte pas le fait d'être séropositif et manifeste beaucoup de négativisme par rapport à tout. Le climat de confiance n'a pas été facile à établir avec lui. Malgré cela, son infirmière habituelle est souvent la cible de sa colère. Il lui dit qu'elle est incompétente et qu'elle ne l'écoute pas. Quand elle lui demande d'expliquer ce qu'il veut dire, il se fâche. Si elle utilise une technique de confrontation de ses propos, il l'insulte et la menace en lui montrant ses poings fermés. Il ajoute qu'il veut faire une plainte à son sujet à la direction du CLSC.

Immédiatement, l'infirmière lui propose une sorte de contrat où elle établit qu'elle quittera son domicile sur le champ s'il la menace verbalement ou physiquement. Elle lui précise qu'elle peut prendre le temps nécessaire pour l'écouter, mais qu'elle ne tolérera plus les comportements agressifs qu'il dirige vers elle.

L'infirmière aurait-elle raison de rapporter les comportements agressifs et les menaces du client dans ses notes d'évolution ?

Oui. La situation difficile qu'il vit se répercute sur sa condition psychologique. Cependant, malgré les menaces qu'il profère, il ne faut pas que les notes soient empreintes de jugement ou d'accusation. Elles doivent montrer qu'on tente d'aider le client à dépasser ses difficultés sans être défensives, *au cas où* il mettrait sa menace à exécution. Il est très important de demeurer neutre quand on décrit une telle problématique. S'en tenir à décrire les faits est la meilleure attitude à adopter. S'il le faut, on citera textuellement les paroles du client. L'entente doit être très claire. On l'avisera même que ce sera noté dans son dossier. En plus de l'inscription de la médication, l'incident sera rapporté au dossier. À titre d'exemple, la note de l'infirmière pourrait se lire comme suit :

« 2006-06-01   10:00   Dit : "Tu es la plus incompétente des infirmières. Tu ne m'écoutes jamais et tu ne crois pas ce que je dis." Serre les dents quand il me parle. Quand j'essaie de clarifier ses propos, il frappe la table avec ses poings, et ajoute en criant : "Je ne te dis

rien, tu vas le répéter." Quand je confronte ses
propos contradictoires, il me saisit le bras et me
montre le poing en disant qu'il va se plaindre au
CLSC. Avisé que je quitterai les lieux dès qu'il
me fera d'autres menaces. Je lui offre ma
disponibilité à l'écouter. Accepte de parler plus
calmement par la suite. Aborde le sujet de sa
séropositivité, mais s'impatiente.»

Si l'infirmière proposait un autre type d'aide psychologique, il serait bon qu'elle l'ajoute, de même que la réaction du client à ce qui lui est proposé. Dans un tel cas, le dossier ne doit pas devenir un instrument défensif. Les notes doivent rendre compte de l'état du client, avant tout.

Notes et références

1. POTTER, Patricia A. et Anne G. PERRY. *Soins infirmiers*, Laval, Groupe Beauchemin éditeur, 2005, p. 1190.

2. <http://www.asstsas.qc.ca/documentation/op/214010.htm> (4 mars 2006).

3. LEFEBVRE, Hélène, Louise BOUCHARD et Diane PELCHAT. « Le suivi systématique de la personne/famille au cœur de la réforme des services de santé », *L'infirmière du Québec*, vol. 6, n° 5, mai-juin 1999, p. 24.

   Nous avons privilégié cette référence, car on y retrouve des définitions satisfaisantes, et toujours actuelles, des notions dont il est sujet dans cette partie.

4. *Ibid.*

5. *Ibid.*, p. 25.

6. Dans une telle situation, les renseignements à inclure dans les notes sont les mêmes que ceux retrouvés au chapitre III, section 3.1.

7. <http://www.amnhealthcare.com/ManagementPerspective.asp? ArticleID=12581> (7 mars 2006).

8. <http://www.ahima.org/infocenter/guidelines/ltcs/5.1.asp> (7 mars 2006).

CHAPITRE V

EXERCICES DE RÉDACTION

Ce dernier chapitre comprend trois exercices. Le premier porte sur l'identification des éléments à consigner dans les notes d'évolution pour une cliente suivant un processus de soins pour une fracture de la hanche. Les deux autres concernent une situation de santé communautaire pour une cliente recevant des soins infirmiers dans le cadre du service de maintien à domicile d'un CLSC, et une situation de chirurgie pour un client opéré pour gastrectomie.

PREMIER EXERCICE

Madame Norbert, âgée de 78 ans, est hospitalisée pour une prothèse totale de la hanche droite à la suite d'une fracture. Elle est tombée dans la salle de bain en sortant du bain. Elle habite avec son fils et sa belle-fille. Elle est rendue au huitième jour selon l'outil de gestion du processus de soins pour ce genre de clientèle, ce qui correspond au sixième jour postopératoire. La cliente est diabétique. Elle ne reçoit pas d'oxygène. Elle prend ses repas au fauteuil et mange seule. Elle se rend à la salle de bain avec sa marchette et utilise la toilette surélevée. Elle n'a plus de soluté. Voici son plan de soins interdisciplinaire :

Jour 8			Postop. 6	
Paramètres	S.V. **08 22**	**Respiration**	O₂__%__VM__LN	
fondamentaux	Glucomètre **AC + HS**		Saturation _____	
			Inspirométrie	
Nutrition	Diète ↑ prot. et énergie	**Élimination**	Ch. aisance ___	
	Aide part. __ Complète __		Culotte __	
	Apport alimentaire		Toilette surélevée √	
Traitements	Site I.V. ___ Changé __	**Hygiène**	Aide part.__ Complète __	
	Changer pans. die __		Lit __ Lavabo __	
	Peser		Autonome √	
Activités	Fauteuil pour repas MEC **100 %** Ø MEC __			

Mobilité	Ø croiser les jambes √ Utilise marchette √
	Coussin abduction lorsqu'au lit (pour prothèse totale)
	Effectue transfert avec aide __ autonome √
	Circule dans chambre √
Interventions infirmières	Favoriser mobilisation
	Soulager la douleur
	Maintenir intégrité de la peau
	Faire participer famille aux soins
	Mode intestinal normal
Résultats	↑ durée des séances au fauteuil
attendus	Maintien de l'intégrité de la peau
	Déplacements de façon la plus autonome possible

En vous référant au plan de soins de madame Norbert, identifiez les éléments qui devraient faire l'objet d'une note d'évolution et ceux qui seraient enregistrés sur une autre feuille du dossier ou directement sur ce plan de soins. Comparez vos réponses avec le corrigé à la page 235.

DEUXIÈME EXERCICE

Madame Oswald, 58 ans, est quadriplégique. Elle présente de la dysréflexie, en plus d'être diabétique de type II et de prendre de la warfarine. Elle est couchée sur un lit pneumatique. À la suite d'une hospitalisation récente, elle a développé une escarre au coccyx. Elle reçoit la visite d'une infirmière du CLSC chaque jour pour un curage rectal, car on a constaté qu'elle présentait beaucoup moins de spasmes des membres inférieurs quand on le faisait quotidiennement. Aujourd'hui, l'infirmière en profite pour refaire le pansement et évaluer l'escarre. Elle remarque les points suivants : la plaie mesure sept centimètres par cinq centimètres ; il y a des taches verdâtres dans la plaie, et le pansement hydrocolloïde qu'elle a enlevé contenait du pus et du sang, et était souillé de moitié. Le contour de la plaie est rouge et très foncé ; il n'y a aucune fistule. Elle a replacé un Duoderm gel sur la plaie et avise la cliente qu'elle informera le médecin de l'état de la plaie.

Madame Oswald habite avec sa sœur. Cette dernière accepterait de faire le curage rectal pour éviter que l'infirmière vienne chaque jour, mais la cliente refuse. Elle dit qu'elle est incapable de lui imposer cela, que sa sœur en fait déjà beaucoup en lui donnant ses soins d'hygiène et en l'aidant pour manger.

Répondez aux questions suivantes :

a) Quelles observations l'infirmière devrait-elle noter par rapport au curage rectal qu'elle a fait à la cliente ?

b) En plus des constatations faites sur l'état de la plaie, quelles autres données l'infirmière pourrait-elle rechercher ?

c) Concernant l'intention de l'infirmière d'aviser le médecin de la condition de la plaie, quels points précis consignera-t-elle au dossier ?

d) Comment devrait-on décrire l'attitude de la cliente à propos de l'aide qu'elle reçoit de sa sœur ? Suggérez une formulation acceptable pour ce sujet à partir des informations que vous lisez dans cette situation.

Comparez vos réponses avec celles que vous retrouvez à la page 236.

TROISIÈME EXERCICE

- Lisez la situation au complet en soulignant les points qui semblent pertinents à noter ;

- Rédigez des notes sur la feuille réservée à cet effet, à la page 234, en vous efforçant d'utiliser une terminologie spécifique de façon à ce que vos notes soient complètes, précises, concises et claires ;

- Vérifiez votre travail avec la suggestion de correction proposée à la page 237 ;

- Consultez les explications qui suivent le corrigé.

Présentation de la situation

Monsieur Peter, 49 ans, a été admis à l'unité de soins chirurgicaux. Le 6 juillet, il est à jeun pour subir une gastrectomie subtotale à la suite d'un cancer de l'estomac. À 8 heures 30, il prend un bain avec Proviodine, routine préparatoire à la chirurgie. Comme l'enseignement préopératoire a déjà été fait, vous vérifiez sa compréhension des exercices respiratoires ; il dit qu'il a oublié comment s'y prendre pour tousser sans que ce soit trop douloureux. Vous reprenez donc cette partie de l'enseignement et constatez, après vos explications, qu'il peut exécuter ces exercices en respectant la technique enseignée. Il vous dit qu'il a bon espoir que l'opération améliore sa condition et qu'il est prêt à collaborer pour que tout se passe bien. Par contre, il ajoute qu'il est très nerveux et que l'anesthésie lui fait excessivement peur. Après avoir réussi à lui faire préciser ses craintes par l'écoute active, il dit se sentir un peu mieux disposé et un peu moins apeuré. Il est alors 9 heures 15. Vous prenez ses signes vitaux à 9 heures 30 : sa pression artérielle est de 140/80, sa pulsation est à 82, sa respiration est à 22 et sa température est normale. Par la suite, vous complétez la feuille de vérifications préopératoires. Lorsqu'il est demandé pour la salle d'opération à 10 heures 45, vous vérifiez s'il a uriné, vous lui faites enlever ses prothèses dentaires, sa montre et son jonc, et vérifiez son bracelet d'identification. Il n'a pas de prémédication. Il quitte à 10 heures 50.

Il est de retour de la salle de réveil à 15 heures 20. Encore très endormi, il se plaint de douleur sévère au site opératoire. Vous l'installez confortablement en décubitus latéral droit, à sa demande. Ses premiers signes vitaux sont : P.A. 136/80, P 88, R 22, T° rectale 37,4 °C. Le soluté en cours est un Dextrose 5 % avec chlorure de sodium à 0,45 % ; vous ajustez le débit à 80 millilitres par heure, comme il a été précisé dans la prescription médicale. Le pansement abdominal n'est pas taché. Vous reliez le tube de Levin à la succion intermittente, à une faible aspiration. Le liquide drainé est de couleur brunâtre, contenant quelques caillots de sang. Son visage est rosé. À 15 heures 40, vous lui donnez une injection de pentazocine 30 milligrammes (une ampoule complète de un millilitre) dans le muscle fessier gauche, parce qu'il a encore des douleurs très fortes et qu'il est très tendu, cherchant à retenir sa respiration. À 15 heures 45, vous téléphonez au docteur Quentin pour l'informer du drainage gastrique, et celui-ci vous demande alors d'irriguer le tube avec 20 millilitres de solution physiologique. Vous le faites à 15 heures 50 et vous remarquez que le tube est perméable ; le liquide de retour est brunâtre et ne contient pas de caillots. À 16 heures, vous lui administrez céfazoline 500 milligrammes avec un pousse-seringue (la poudre est diluée avec 5 millilitres d'eau stérile). Vous reprenez ses signes vitaux et complétez le dosage des liquides ingérés et excrétés. Le site du soluté ne présente aucun signe anormal. Vous signez vos notes d'évolution à 16 heures 05.

Date	Heure	Notes d'évolution de l'infirmière

CORRIGÉ DES EXERCICES

Premier exercice

a) Éléments à inscrire directement sur ce plan de soins (N. B. La présentation des plans de soins varie d'un établissement à l'autre) :

- Le résultat de la glucométrie ;
- Le fait qu'elle utilise la toilette surélevée ;
- Le changement de pansement ;
- Son degré d'autonomie dans ses autosoins d'hygiène ;
- Le fait qu'elle se sert de la marchette pour se déplacer et qu'elle circule dans sa chambre.

b) Données à consigner dans le dossier sur des feuilles autres que celle où l'infirmière écrit ses notes d'évolution :

- Les signes vitaux ;
- La fréquence de l'élimination intestinale.

c) Points qui devraient faire l'objet d'une note détaillée au dossier :

- Description de l'alimentation. Sans la décrire exagérément, des formulations comme *mange tout son repas* ou *mange la moitié du plat principal* ou *mange 1/3 de son déjeuner* sont des exemples de descriptions acceptables ;
- Observations sur la plaie quand on change le pansement ;
- Façon de faire ses transferts ;
- Comportements de la cliente quand elle marche : degré de mise en charge du côté opéré, démarche, évaluation de la douleur ;
- État de la peau aux points de pression ;
- Fréquence et durée des séances au fauteuil, ainsi que son degré de tolérance à cette activité ;

235

- Fréquence des déplacements, longueur du trajet, et tolérance ;

- Aide et soutien de son entourage : une phrase comme *encouragée par son fils à marcher plus* ou *circule dans le corridor avec ses visiteurs* est suffisante.

Il se peut que les observations montrant une déviation de ce qui est prévu se retrouvent sur une feuille spéciale.

Deuxième exercice

a) La description de l'aspect des selles et l'impact du traitement sur les spasmes aux membres inférieurs.

b) La profondeur de la plaie et la présence ou l'absence de fistules.

c) L'heure de l'appel et la raison. Si le médecin fait de nouvelles prescriptions, l'infirmière les notera sur la feuille d'ordonnances.

d) *Suggestion de formulation :*

« Dit qu'elle apprécie l'aide de sa sœur pour les soins d'hygiène et l'alimentation, mais refuse de lui imposer de faire le curage rectal quotidien. »

Troisième exercice

Date	Heure	Notes d'évolution de l'infirmière
2006-06-01	08:00	À jeun pour gastrectomie subtotale. ----------------------------------
	09:15	Vérification de l'enseignement sur les exercices de toux : peut
		les exécuter adéquatement. Dit qu'il a très peur de l'anesthésie.
		Écoute active : précise ses craintes, dit se sentir mieux disposé.
	10:45	Miction. Départ pour s. op. à 10 heures 50. -------------------------
		Signature Ét. soins inf.
	15:20	De retour à sa chambre. Somnolent, accuse douleur sévère au
		site opératoire. Pans. abd. propre. D 5 %-1/2 S en cours, débit
		ajusté à 80 ml/h. Tube de Levin sur succion intermittente à faible
		force d'aspiration : draine du liq. brunâtre c̄ caillots sanguins.
		Faciès rosé. ---
	15:40	Tendu, se plaint de fortes douleurs. Analgésique I.M. donné
		dans QSEG. ---
	15:45	Dr Quentin avisé du drainage gastrique. ------------------------------
	15:50	Irrig. du Levin c̄ 20 ml de NaCl : eau de retour brunâtre, Ø de caillots.
	16:05	*Signature Ét. soins inf.*

Explications du corrigé du troisième exercice

À jeun pour gastrectomie subtotale.

On spécifie pourquoi le client ne peut rien prendre par la bouche. Si cela a déjà été noté par le service précédent, on ne le répète pas ; il est évident que l'information est inchangée tant que le contraire n'est pas mentionné.

Vérification de l'enseignement sur les exercices de toux : peut les exécuter adéquatement.

La description de l'enseignement donné porte sur le contenu et la réponse du client en termes observables.

Dit qu'il a très peur de l'anesthésie. Écoute active : précise ses craintes, dit se sentir mieux disposé.

Observation après une période d'entretien avec le client. L'intervention aidante de l'infirmière est reliée à la peur exprimée, et la note en montre bien le résultat.

Miction. Départ pour s. op. à 10:50.

En préparation préopératoire, tous ces points sont notés ainsi que les heures. On ne répète pas l'inscription des signes vitaux puisqu'ils sont enregistrés sur la feuille de graphique. Les autres éléments de vérification (bijoux et prothèses enlevés, etc.) ne sont écrits que sur la feuille de contrôle préopératoire (voir annexe I, n° 5). La prémédication, **s'il y en avait une**, serait inscrite sur la feuille de médicaments. Autrement, elle serait détaillée dans les notes.

15:20 De retour à sa chambre. Somnolent, accuse douleur sévère au site opératoire. Pans. abd. propre. D 5 %-1/2 S en cours, débit ajusté à 80 ml/h. Tube de Levin sur succion intermittente à faible force d'aspiration : draine du liq. brunâtre $\overline{c}$ caillots sanguins. Faciès rosé.

La surveillance postopératoire est bien démontrée dans ces notes. Pour montrer le fonctionnement du système de drainage gastrique, on marque les caractéristiques du liquide drainé. On voit le lien d'observation entre la coloration du visage et le saignement constaté.

Tendu, se plaint de fortes douleurs. Analgésique I.M. donné QSEG.

On ne décrit pas plus la douleur puisque c'est déjà fait au début des notes. Comme il n'y a pas eu de changement, cette remarque est suffisante. Par contre, on ne lit pas l'effet de l'analgésique administré. L'infirmière qui l'observerait au service suivant devrait alors le mentionner.

15:45 Dr Quentin avisé du drainage gastrique.

En cas de problèmes, le nom du médecin informé, la raison et l'heure où il est avisé sont les données à consigner, de même que les soins effectués et l'évaluation faite par la suite. L'infirmière qui prend la relève assurerait la continuité.

15:50 Irrig. du Levin c̄ 20 ml de NaCl : eau de retour brunâtre, Ø de caillots.

On décrit toute méthode de soins en tenant compte de l'heure, de la méthode comme telle, du résultat, des réactions du client.

ANNEXES

ANNEXE I - Feuilles de dossier

ANNEXE II – Liste d'abréviations

ANNEXE I

1. Feuille de paramètres fondamentaux

On y inscrit les valeurs des signes vitaux. Dans d'autres milieux, les mêmes données sont représentées sous forme graphique. La masse et la taille, ainsi que l'évaluation quotidienne des fonctions d'élimination, y sont également ajoutées.

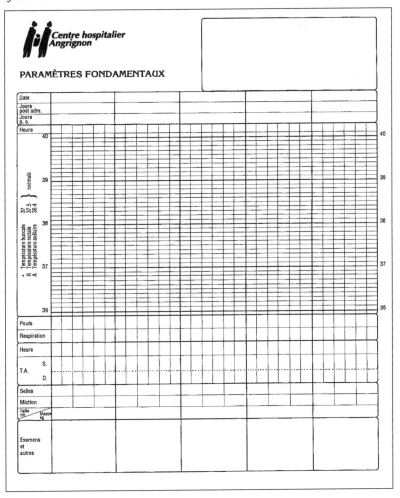

2. Feuille de paramètres supplémentaires

Cette feuille est complétée par l'infirmière, selon l'état de santé du client. Elle y enregistre les éléments qu'elle doit évaluer plus spécifiquement et plus fréquemment : signes vitaux q. 15 min par exemple, glycémie capillaire, décompte des selles, etc.

Centre hospitalier de Verdun

PARAMÈTRES SUPPLÉMENTAIRES

DATE	HEURE					

3000525

3. Paramètres post-partum

Un exemple de formulaire d'enregistrement systématique pour les points d'évaluation habituels en post-partum. Un code de symboles est utilisé pour mieux comprendre. Les éléments de la surveillance de la nouvelle accouchée y sont enregistrés.

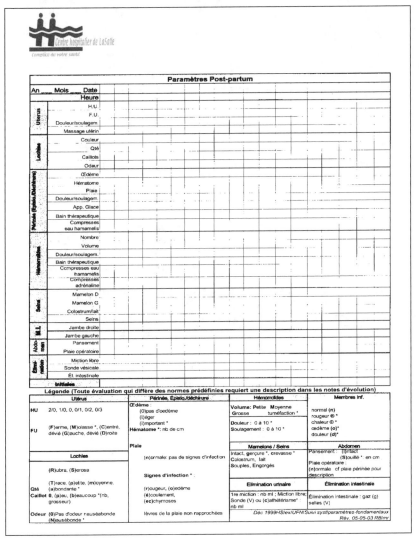

4. Notes d'évolution de l'infirmière

Exemple de feuille de notes d'évolution combinant un formulaire d'enregistrement systématique de certaines données et des sections pour décrire plus en détail les observations.

Verdun (Formation)
PLAN DE SOINS INFIRMIERS

H   0001589-8

Dx Médical : AVC
Opérations :
Renseignements cliniques : hta
Allergies : Aucune allergie
Code d'évacuation : Rouge
Code de réanimation : Oui
Type de séjour : S.P. en lit C.D.

1990-11-13
MOISAN   LANDRY
MICHEL
1948-06-02 Age: 57   M   (514) 767-3264
454 rue Sicard #3
VERDUN
LESAGE, DOMINIQUE
                                      123 456 789
MédiSolution, Médecin
Téléphone(s) d'urgence: (514) 343-1263

Jour #: 5568

9937-2   Unité 9 Nord

Autonomie fonctionnelle	Interventions de l'infirmier(ère)	Fréquence	06-02-10 au 06-02-11 24 heures			
particularité	1) autre langue parlée/comprise:(français)	perm	☐	☐	☐	☐
langue parlée/comprise		(prn)				
bain au lit	2) bain au lit: aide complète	die	10:00 ☐			
mobilité au lit	3) mobilité au lit: avec l'aide de 2 personnes	perm	☐	☐	☐	☐
		(prn)				
transferts	4) transferts: avec un corset	perm	☐	☐	☐	☐
		(prn)				
alimentation	5) alimentation: aide partielle(ouvrir les contenants ,couper les aliments , faire prendre tous les liquides épaissis)	aux repas	08:30 ☐	12:00 ☐	17:00 ☐	
mise à jour de l'autonomie fonctionnelle	6) autonomie fonctionnelle révisée le:(9 février)	perm (prn)	☐	☐	☐	☐

Dx Infirmier	Interventions de l'infirmier(ère)	Fréquence				
être propre,soigne et proteg..	7) changer de position	q2h	00:30 ☐ 02:30 ☐ 04:30 ☐ 06:30 ☐			
atteinte a l'integrite de la peau R/A pression , R/A cisaillement,M/P rougeur persistant plus de 30 min. (stade 1: coccyx)			08:30 ☐ 10:30 ☐ 12:30 ☐ 14:30 ☐ 16:30 ☐ 18:30 ☐ 20:30 ☐ 22:30 ☐			
Obj: la taille des lesions/plaies diminue(7,8,9)	8) tete de lit elevee a moins de 30 degres	perm (prn)	☐			
	9) evaluer la superficie de la plaie(début)	q semaine	14:30 ☐			

Ordonnance	Interventions de l'infirmier(ère)	Fréquence				
traitements	10) sonde urinaire(vesicale en drainage libre 16 FR 2 branches)	perm (prn)	☐	☐	☐	☐
systeme genito-urinaire	11) soins du méat urinaire	bid	10:00 ☐ 22:00 ☐			
systeme respiratoire	12) oxygène par(lunettes nasales à 2 l/min pour saturation > ou = 92%)	perm (prn)	☐	☐	☐	☐
	13) aspiration de sécrétions(nasotrachéales)	prn (prn)	☐	☐	☐	☐
indicateurs de l'etat de sante	14) T.A., pouls, respiration, temperature	bid	10:00 ☐ 22:00 ☐			
signes vitaux						
activités	15) asseoir au fauteuil(si stable)	bid	10:00 ☐ 22:00 ☐			
activité						
regimes alimentaires	16) régime alimentaire(puree liquides epaissis (miel))	prescrit (prn)	☐	☐	☐	☐
régime alimentaire						

Date et heure	Observations, interventions et évolution de l'état du bénéficiaire

☐   ☐   ☐

☐   ☐   ☐   ../2

Signature   Signature   Signature   Page ☐

Date et heure	Observations, interventions et évolution de l'état du bénéficiaire

Page

5. Vérification préopératoire

Cette feuille permet à l'infirmière de s'assurer que le client répond à toutes les exigences avant de se rendre en salle d'opération.

Centre hospitalier de Verdun

	INITIALER		INITIALER	DATE DE L'EXAMEN
Bain antiseptique _____	_____	Test de grossesse (bénéficiaire en âge de procréer)	_____	_____
Ombilic nettoyé _____	_____			
Lavement: savonneux ☐ fleet ☐	_____			
Rasage _____	_____	E.C.G. (40 ans et plus)	_____	_____
Poli à ongles enlevé _____	_____			
Miction au départ _____	_____			
Bijoux enlevés _____	_____	Analyses préop prescrites s'il y a lieu	_____	_____
Prothèses enlevées _____	_____			
Verres de contact enlevés _____	_____			
Bracelet d'identité _____	_____	Sang disponible: _____		
Masse _____ Kg	_____	Unités: _____		

Histoire de cas _____ _____	Le client reçoit-il des anticoagulants ou des antiplaquettaires?
Permis opératoire _____ _____	Si oui, indiquer le nom: _____
Dossier antérieur _____	_____
Plaque (adressographe) _____	_____

Allergies _____	Prémédication: _____
	_____
	A jeûn depuis _____ heures
	T° _____ R _____ P _____ T.A. _____

REMARQUES: _____

_____

ature de l'infirmière responsable: _____   Date: _____

PROCÉDURE: DÉBUTER LA VÉRIFICATION DÈS QUE L'OPÉRATION EST INSCRITE. TOUTES LES INFORMATIONS INSCRITES SUR CETTE FEUILLE DOIVENT ÊTRE DISPONIBLES DANS LE DOSSIER DU BÉNÉFICIAIRE.

3000536   VÉRIFICATION PRÉOPÉRATOIRE

6. Formule de consentement

Le client, ou une personne autorisée, donne son approbation écrite à une chirurgie, à une anesthésie, à un examen diagnostique particulier sur cette feuille de *consentement*.

FORMULE DE CONSENTEMENT
(C.H.) (C.L.S.C.)

1. Consentement général
2. Consentement à une intervention chirurgicale
3. Consentement à une intervention chirurgicale stérilisante
4. Consentement à l'anesthésie
5A, 5B. Consentement à des examens ou traitements particuliers
6A, 6B. Refus de subir un examen ou un traitement particulier
7. Départ sans congé

N.B. : *On doit s'assurer que les signataires de cette formule sont autorisés à le faire conformément aux textes législatifs en vigueur. Et le cas échéant, prière de mentionner à quel titre (curateur ou titulaire de l'autorité parentale) la personne est autorisée à signer.*

1- CONSENTEMENT GÉNÉRAL (à remplir à l'admission)

Nom de l'établissement
J'autorise les médecins, les dentistes et les membres du personnel traitant à me dispenser les soins ou services nécessaires. De plus, j'autorise l'établissement ainsi que les médecins, les dentistes et les membres du personnel traitant à fournir au ministère de la Santé et des Services sociaux les renseignements nécessaires sur la présente hospitalisation, et à la Régie de l'assurance-maladie du Québec, les renseignements nécessaires pour exercer les recours prévus à l'article 10 de la Loi sur l'assurance-hospitalisation ou, à l'article 78 de la Loi sur les services de santé et les services sociaux et modifiant diverses dispositions législatives et à l'article 151 de la Loi sur les services de santé et les services sociaux pour les autochtones, cris et inuits. Les renseignements transmis au MSSS et à la RAMQ sont régis par la Loi sur l'accès aux documents des organismes publics et sur la protection des renseignements personnels et par la Loi sur l'assurance-maladie.

Date	Année	Mois	Jour	Signataire : usager ou personne autorisée	Témoin à la signature

2- CONSENTEMENT À UNE INTERVENTION CHIRURGICALE

J'autorise le docteur _____ à pratiquer l'intervention chirurgicale qui comprend la

ou les opérations indiquées ci-après.

Spécifier type d'intervention

Je reconnais avoir été informé-e de la nature et des risques ou effets possibles de l'intervention indiquée ci-dessus.
J'autorise toute autre opération non prévisible mais qui s'avèrerait nécessaire lors de cette intervention chirurgicale et pour laquelle il serait alors impossible d'obtenir mon consentement.
J'autorise également l'établissement à disposer des tissus ou organes prélevés.

Date	Année	Mois	Jour	Signataire : usager ou personne autorisée	Témoin à la signature
Date	Année	Mois	Jour	* Contresignataire : médecin ou dentiste responsable de l'intervention	Témoin à la signature

3- CONSENTEMENT À UNE INTERVENTION CHIRURGICALE STERILISANTE

J'autorise le docteur _____ à pratiquer l'intervention chirurgicale qui comprend la

ou les opérations indiquées ci-après.

Spécifier type d'intervention

Je reconnais avoir été informé-e de la nature et des risques ou effets possibles de l'intervention indiquée ci-dessus.
Je reconnais que la nature de l'intervention proposée et les conséquences qu'elle comporte m'ont été expliquées par le

docteur _____ et qu'il est faite dans le but de me rendre stérile. Toutefois, j'ai été informé-e que cette intervention n'assure pas la stérilité dans tous les cas et aucune garantie en ce sens ne m'a été donnée. Je reconnais que si cette intervention chirurgicale réussit, il en résultera pour moi une stérilisation permanente et qu'il me sera donc impossible d'engendrer ou de concevoir un enfant.
J'autorise toute autre opération non prévisible mais qui s'avèrerait nécessaire lors de cette intervention chirurgicale et pour laquelle il serait alors impossible d'obtenir mon consentement.
J'autorise également l'établissement à disposer des tissus ou organes prélevés.

Date	Année	Mois	Jour	Signataire : usager ou personne autorisée	Témoin à la signature
Date	Année	Mois	Jour	* Contresignataire : médecin ou dentiste responsable de l'intervention	Témoin à la signature

4- CONSENTEMENT À L'ANESTHÉSIE

Je consens à ce que, à l'occasion de

me soit administrée une anesthésie générale ou

par le docteur _____ ou un autre médecin de l'établissement ayant des privilèges en anesthésie.
Je reconnais avoir été informé-e de la nature et des risques ou effets possibles de cette anesthésie.

Date	Année	Mois	Jour	Signataire : usager ou personne autorisée	Témoin à la signature
Date	Année	Mois	Jour	* Contresignataire : médecin ou dentiste responsable de l'intervention	Témoin à la signature

*** Par sa signature, le contresignataire marque son engagement solidaire avec le contenu du document**

FORMULE DE CONSENTEMENT (C.H.) (C.L.S.C.)

5A- CONSENTEMENT À DES EXAMENS OU TRAITEMENTS PARTICULIERS

J'autorise le docteur ... à me faire subir l'examen

ou le traitement suivant :

Description de l'examen ou du traitement

Le nombre de traitements de SISMOTHÉRAPIE autorisé, le cas échéant, est de   à

Je reconnais que le médecin ou dentiste traitant m'a expliqué la nature et les risques ou effets possibles de cet examen ou traitement.

Date Année Mois Jour	Signataire : usager ou personne autorisée	Témoin à la signature

6A- REFUS DE SUBIR UN EXAMEN OU UN TRAITEMENT PARTICULIER

Je refuse de subir l'examen ou le traitement suivant :

Description de l'examen ou du traitement

Cet examen ou ce traitement m'a été recommandé par : ....

Nom du médecin ou du dentiste responsable

Je reconnais avoir été informé des risques ou des conséquences que peut entraîner mon refus de subir l'examen ou le traitement qui m'a été recommandé.

Date Année Mois Jour	Signataire : usager ou personne autorisée	Témoin à la signature

5B- CONSENTEMENT À DES EXAMENS OU TRAITEMENTS PARTICULIERS

J'autorise le docteur ... à me faire subir l'examen

ou le traitement suivant :

Description de l'examen ou du traitement

Le nombre de traitements de SISMOTHÉRAPIE autorisé, le cas échéant, est de   à

Je reconnais que le médecin ou dentiste traitant m'a expliqué la nature et les risques ou effets possibles de cet examen ou traitement.

Date Année Mois Jour	Signataire : usager ou personne autorisée	Témoin à la signature

6B- REFUS DE SUBIR UN EXAMEN OU UN TRAITEMENT PARTICULIER

Je refuse de subir l'examen ou le traitement suivant :

Description de l'examen ou du traitement

Cet examen ou ce traitement m'a été recommandé par : ....

Nom du médecin ou du dentiste responsable

Je reconnais avoir été informé des risques ou des conséquences que peut entraîner mon refus de subir l'examen ou le traitement qui m'a été recommandé.

Date Année Mois Jour	Signataire : usager ou personne autorisée	Témoin à la signature

7- DEPART SANS CONGE

Je déclare quitter cet établissement de ma propre initiative, sur ma demande et contre l'avis des médecins ou dentistes traitants; je dégage donc l'établissement, son personnel et les médecins ou dentistes traitants de toute responsabilité découlant d'un tel départ.

Date Année Mois Jour	Signataire : usager ou personne autorisée	Témoin à la signature

248

7. Enseignement pré et postopératoire

On y retrouve les points expliqués au client au service de préadmission pour une chirurgie d'un jour ou élective.

Centre hospitalier de Verdun

ENSEIGNEMENT PRÉ ET POSTOPÉRATOIRE

Enseignement donné en Pré-admission : ☐ Oui ☐ Non   Pourquoi : _____

Brochures remises au client :   A) Je me prépare   ☐ Où : _____

     B) Chirurgie d'un jour   ☐ Où : _____

     C) Chirurgie Court séjour   ☐ Où : _____

     D) Feuillet d'information postopératoire ☐ Où : _____

     E) Autre : _____

ENSEIGNEMENT	ENSEIGNEMENT FAIT Date et initiales	ENSEIGNEMENT VÉRIFIÉ À L'UNITÉ Date et initiales
Hygiène préopératoire		
Rasage		
Diète préopératoire		
Préparation intestinale		
Consentement opératoire		
Déroulement de la journée opératoire		
Techniques respiratoires : • profondes		
• avec inspirométrie		
• technique pour tousser et cracher		
Exercices musculaires : • changements de positions		
• lever précoce		
Retour à la chambre : • pansement		
• tube de drainage		
• soluté		
• signes vitaux		
Douleur : • exercices de détente		
• Pompe P.C.A.		
• Autres techniques		
Stomothérapie		
Convalescence : • Repos / Sommeil		
• Alimentation / Hydratation		
• Élimination intestinale		
• Reprise des activités		
• Hygiène		
• Soins de la plaie		
• Points de suture		
• Signes de complications		
• Relations sexuelles		
• Prescription de départ		
• Visite(s) médicale(s)		
• Ressource disponible		
• Rappel téléphonique		

3291-020

8. Grille d'évaluation et de contrôle de la douleur

L'infirmière y note les détails de l'évaluation de la douleur éprouvée par le client.

Centre hospitalier de Verdun

GRILLE D'ÉVALUATION ET DE CONTRÔLE DE LA DOULEUR

Ne pas administrer d'analgésique si état d'éveil "4" ou "5", sauf si avis du médecin.

INTENSITÉ	SITE	SENSATION	DURÉE	ÉTAT D'ÉVEIL	COMMENTAIRES
10 Max. 9 8 7 6 5 Mod. 4 3 2 1 0 Évaluer intensité avant et après intervention	Site de la douleur et son instigation (J) Voir schéma au verso pour l'identification	1. Tiraillement 2. Coup de couteau 3. Pulsation 4. Choc électrique 5. Brûlure 6. Picotement 7. Pincement 8. Point 9. Élancement 10. Serrement 11. Pesanteur 12. Crampes 13. Autres	1. Constante 2. Épisodique	1. Alerte et éveillé 2. Éveillé, mais agité 3. Somnolent, s'éveille spontanément lors d'un sommeil verbal 4. Somnolent, s'éveille faiblement lors d'un stimuli, mais ne devient pas complètement alerte 5. Comateux, répond se montre à un stimuli douloureux ou aucune réponse.	Respiration (R) Interventions (médication, posture, etc...) Évaluation de l'état des muqueuses buccales et présence ou non de nausées et vomissement au moins 1 fois par quart de travail.

DATE	HRE						R	SIGNATURE

N.B. : Le formulaire officiel au dossier - Ne pas répéter sur la feuille d'observation de l'infirmière.

GUIDE D'UTILISATION DE LA GRILLE
D'ÉVALUATION DES COMPOSANTES DE LA DOULEUR

Évaluation des composantes de la douleur :

☐ Faire évaluer la douleur par l'usager, au moins deux fois par quart de travail de huit (8) heures, puis :
- avant l'administration de l'analgésique ;
- aux quatre (4) heures si perfusion sous-cutanée d'analgésique ;
- avant l'administration d'une entre-dose.

☐ L'usager évalue **l'intensité** de sa douleur sur une échelle de 0 à 10, sans décimale.

☐ L'usager évalue **le soulagement** de la douleur (i.e. : l'intensité de la douleur après l'intervention), soit :
- **vingt (20) minutes après l'administration d'analgésique I.V. (bolus) ;**
- **une (1) heure après l'administration d'analgésique P.O., S.C., I.M. ;**
- **une (1) heure après le début de la perfusion sous-cutanée d'analgésique ;**
- **une (1) heure après le changement de débit de la perfusion sous-cutanée d'analgésique.**

☐ N.B. : Faire évaluer la douleur par l'usager en hébergement ou en attente d'hébergement die à des heures variables. Si épisode de douleur actif, évaluer à la fréquence mentionnée ci-haut.

☐ **Site :**

Sur le dessin :
- Identifier chaque site de douleur à l'aide d'un "X". Identifier ce site par un numéro à l'extérieur du dessin.
- Indiquer la présence et le sens de l'irradiation de la douleur au moyen d'une flèche, s'il y a lieu et l'identifier I_1, I_2, etc...

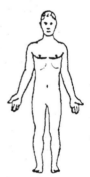

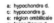

a: hypochondre d.   b: épigastre
c: hypocondre g.   d: flanc d.
e: région ombilicale   f: flanc g.
g: fosse iliaque d.   h: hypogastre
i: fosse iliaque g.

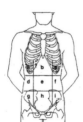

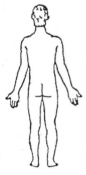

3001297

251

9. Analgésie contrôlée par le patient (A.C.P.)

Lorsque le client utilise une pompe A.C.P. après une chirurgie, les informations relatives à la douleur sont consignées sur une telle feuille.

Centre hospitalier de Verdun

ÉVALUATION ET CONTRÔLE DE LA DOULEUR
Analgésie contrôlée par le patient (A.C.P.)

Chirurgie : _____

Mois : _____	Date :											
Année : _____	Heure											

MÉDI-CATION	MORPHINE : _____ MG/ML												
	NARCOTIQUE : _____ MG/ML												
	AUTRE : _____ MG/ML												
PARAMÈTRES PERFUSION	PERFUSION CONTINUE _____ MG/HEURE												
	BOLUS : _____ MG/BOLUS												
	DURÉE DU BOLUS : _____ MIN.												
	INTERVALLE (période réfractaire) _____ MIN.												
	MAX. EN 4 HRES : _____ MG												
DONNÉES	1. NOMBRE DE DEMANDES (CUMULATIF)												
	2. NOMBRE DE DEMANDES BONNES (CUM.)												
	3. DOSE REÇUE (CUMULATIF EN MG)												
	4. DOSE REÇUE DEPUIS DERN. INSC. (MG)												
SIGNES VITAUX	FRÉQUENCE RESPIRATOIRE												
	SaO$_2$												
	TENSION ARTÉRIELLE												
	FRÉQUENCE CARDIAQUE												
	TEMPÉRATURE												
NIVEAU DE SÉDATION	S'ÉVEILLE DIFFICILEMENT À L'APPEL ET STIMULATION · 3												
	FRÉQUEMMENT SOMNOLENT, S'ÉVEILLE À L'APPEL · 2												
	PARFOIS SOMNOLENT, S'ÉVEILLE FACILEMENT · 1												
	ALERTE · 0												
DOULEUR D: Dynamique R : Repos	EXTRÊME · 9-10												
	SÉVÈRE · 7-8												
	PÉNIBLE · 5-6												
	GÊNANTE · 3-4												
	LÉGÈRE · 1-2												
	AUCUNE DOULEUR · 0												
EFF. SEC	NAUSÉE (N) PRURIT (P)												
INITIALES DE L'INFIRMIÈRE													

DOULEUR : D : Dynamique (toux, mouvements)   R : repos   Zone grise : intervention
✓ : Vérifié, sans particularité   * : note au dossier et intervention

10. Feuilles de triage à l'urgence

Deux exemples de feuilles où est détaillée l'évaluation clinique du client qui se présente à l'urgence. Les données d'évaluation initiale permettent de déterminer les situations prioritaires.

MÉDICAMENTS   Liste jointe ☐   Information incomplète ☐

_____
_____
_____
_____
_____
_____
_____
_____
_____
_____

PROVENANCE   Vit seul: ☐ Oui ☐ Non   avec qui: _____

Connue du CLSC: ☐ Oui ☐ Non   intervenant: _____

Signature: _____

Prise en charge par: _____   Heure: _____

RÉÉVALUATION

Date	Heure	P1	P2	P3	P4	P5	TA	Pouls	Resp.	SaO₂	T°	Gluco	Observations	Init.
		☐	☐	☐	☐	☐								
		☐	☐	☐	☐	☐								

Signature: _____   Signature: _____

Ne répond pas à l'appel   ☐   Heure: _____   Signature: _____

Ne répond pas à l'appel   ☐   Heure: _____   Signature: _____

Ne répond pas à l'appel   ☐   Heure: _____   Signature: _____

LABO	Date et heure	Médicaments & traitements	Notes d'évolution
☐ ECG			
☐ Rx Pms			
☐ Rx PSA			

Centre de santé et de services sociaux
Jardins-Roussillon

Centre hospitalier Anna-Laberge

FEUILLE DE TRIAGE (E.T.G.)

DATE	HRE:	ÂGE:	POIDS:
☐ Ambulance	☐ Ambulant	☐ Chaise roulante	
Accompagné par :		TAILLE:	

☐ Évaluation rapide   Motifs de la visite _____

Codification   I   II   III   IV   V   Signature _____

Histoire de la maladie actuelle:

_____

_____

_____

_____

_____

_____

_____

EDD ___ /10

Antécédents médicaux:

_____

_____

_____

Médicaments: ☐ Info fourni par usager ☐ Liste jointe

_____

_____

_____

_____

Allergies:

Médecin de famille: _____ | d_2T_5

☐ Suivi CLSC ☐ Gestionnaire de cas | ddm:

3100009004

ÉVALUATION OBJECTIVE

	SIGNES VITAUX
	assis
H	
TA	
PL	
R	
T°	

Saturation d'O_2: _____ | Glycémie cap.: _____ | Labstix: _____

CODIFICATION
☐ Priorité I   Réanimation/Trauma
☐ Priorité II   Très urgent
☐ Priorité III   Urgent
☐ Priorité IV   Moins urgent
☐ Priorité V   Non urgent

☐ Avisé(s) de revenir si modification de son état

ORIENTATION
☐ Réanimation _____
☐ Cubicule _____
☐ Civière _____
☐ Salle d'attente

INTERVENTIONS

_____

_____

Évaluation sommaire: HRE _____ Signature _____
Évaluation initiale: HRE _____ Signature _____

RÉÉVALUATION	SAT	%	EDD	/10	T.A.	Pls	R	T°

HEURE: _____   ETG: I II III IV V   Signature _____

SERVICE DE L'URGENCE ET VÉRIFICATEUR INTERNE

MÉDICATION À L'ACTIF		
Hre	Médicaments	Infirmière

Ne répond pas à l'appel ☐ Heure : _____ Signature : _____

Ne répond pas à l'appel ☐ Heure : _____ Signature : _____

Ne répond pas à l'appel ☐ Heure : _____ Signature : _____

Parti(e) du service de l'urgence sans être vu(e) - constaté à _____ hre Signature : _____

INTERVENTIONS ET OBSERVATIONS DE L'INFIRMIÈRE	
Hre	DATE :

TYPE DE PERFUSION(S) ET DE CATHÉTER(S) INTRAVEINEUX					
Hre	N°	Perfusion	Cathéter	Site d'insertion	Inf.

GLYCÉMIE CAPILLAIRE			SATURATION D'OXYGÈNE			
Hre	Résultat	Inf.	Hre	Résultat	Oxygène	Inf.

CONSULTATIONS

Médecin	Hre Demandé	Hre Fait	Initiales

11. Rapport d'incident/accident

Cette feuille est complétée, selon la politique interne d'un centre de soins, lorsqu'une situation accidentelle arrive : un client qui fait une chute ou une erreur de médicament, par exemple.

RAPPORT
D'INCIDENT / ACCIDENT   N° 1874163

Ce rapport doit être complété selon les politiques
et procédures en vigueur dans l'établissement

Nom de l'établissement

Bénéficiaire ☐   Visiteur ☐   Autre:

Sexe: ☐ M ☐ F   Curatelle: { oui ☐ Privée ☐
                                      Publique ☐
                          non ☐

Date   Heure

1- ENDROIT

SALLES:

Accueil ☐	Escaliers ☐ à manger ☐ de réveil ☐
Ascenseurs ☐	Laboratoires ☐ collective ☐ de thérapie ☐
Chambre ☐	Local/sport ☐ d'isolement ☐ d'examen ☐
Corridor ☐	Stationnement ☐ d'opération ☐
Cour ☐	Terrain ☐ de bain/toilette ☐ de cours /atelier ☐

Préciser (unité, département etc...)

Autre endroit:

2- OBJET

A- Services cliniques/soins   B- Médication

Complications ☐   Fugue ☐   Heure d'administration ☐
Consentement ☐   Identification ☐   Identification bénéf. ☐
                                   Médicament ☐
Décompte Refus de
(compresses, traitement ☐   Posologie ☐
instruments) ☐   Report/retard ☐   Voie d'administration ☐
Autre: Autre:

C- Chute   D- Équipement/matériel

Chaise ☐   Choc électrique ☐   Fonctionnement ☐
Lit ☐   Disponibilité ☐   Stérilité ☐
Civière ☐
En circulant ☐   Autre:
Trouvé par terre ☐

Autre: identification et n° d'inventaire, le cas échéant

E- Divers

Agression ☐   Incendie ☐
Automutilation ☐   Inondation ☐
Bris de matériels/objets pers. ☐   Tentative de suicide ☐
Disparition de
matériel/objets pers. ☐   Autre:

F- Description des faits
Pas d'analyse, ni jugement, ni accusation

3- SITUATION PRÉALABLE

A- État de la personne   B- Capacité de déplacement

Normal ☐   Somnolent ☐
Désorienté/confus ☐   Comateux ☐   Autonomie totale ☐
Agité ☐   Inconnu ☐   Autonomie partielle ☐
Agressif/violent ☐   Dépendance totale ☐
Autre

C- Surveillance requise   D- Considérations cliniques

Médication (prémédication, etc.) ☐
Usuelle ☐   Préciser
Étroite ☐   Altérations physiologiques (drainage, trachéo) ☐
Continuelle ☐   Préciser
              Autre:

E- Environnement   F- Lit

Plancher/rampe etc... ☐
              Position élevée ☐   Position baissée ☐
Contention, type: ☐   Freins enclenchés ☐   Freins non-
                                            enclenchés ☐
Autre: (Particularité)   Ridelles levées: gauche ☐ droite ☐

4- MESURES PRISES

A- Description brève des gestes posés

B- Personnes avisées

Nom	Titre	Heure	Visite faite ☐
Nom	Titre	Heure	Visite faite ☐
Nom	Titre	Heure	Visite faite ☐

5- DIAGNOSTIC CONSÉCUTIF (versé au dossier par le médecin)

6- TÉMOINS IDENTIFIÉS   **7- PLAINTE PRÉVISIBLE**
oui ☐   non ☐   oui ☐   non ☐

8- SIGNATAIRE DU RAPPORT
Nom   Titre   Direction

Signature   Poste té.   Date du rapport

RAPPORT D INCIDENT/ACCIDENT   ⊕   DOSSIER DE L'USAGER

12. Réanimation cardio-respiratoire

Les informations écrites sur cette feuille décrivent les faits et les actions posées lorsqu'un client présente un arrêt cardio-respiratoire.

Centre hospitalier de Verdun

réanimation cardio-respiratoire

DATE: _____

HEURE	T.A.	PLS	MÉDICAMENTS	OBSERVATIONS - MANOEUVRES TRACE E.C.G.

3000-040

13. Bulletin de décès

Ce formulaire doit être rempli par un médecin pour toute personne décédée.

Québec 🏵🏵

SP-3
Bulletin de décès

Une réalisation de :
• Ministère de la Santé et des Services sociaux
• Institut de la statistique

Bien vouloir remplir le formulaire en lettres moulées avec un stylo ou à la machine à écrire. Appuyer fortement.

LIEU DU DÉCÈS

1. Nom de l'installation où a eu lieu le décès

2. Code d'installation

3. Adresse de l'endroit où a eu lieu le décès (n°, rue, municipalité, province ou pays)   Code postal

IDENTIFICATION DE LA PERSONNE DÉCÉDÉE (Inscrire le nom de famille et le(s) prénom(s) selon l'acte de naissance)

4. Nom de famille

6. N° d'assurance maladie

5. Prénom usuel

7. Date de naissance   A A A A M M J J

8. Âge au décès ▶ Si âgé(e) de plus d'un an   A A A   Si âgé(e) de moins d'un an   M M J J   Si âgé(e) de moins de 24 heures   H H M M   Si âgé(e) de moins de 7 jours, donner le poids à la naissance en grammes

9. État matrimonial

10. Lieu de naissance (province ou pays)

11. Langue d'usage à la maison   Français   Anglais   Autre (préciser)

Célibataire (jamais marié (e))   Divorcé (e)

Marié (e)   Séparé (e) légalement

12. Nom du (de la) conjoint (e) de la personne décédée

Veuf (ve)

13. Si la personne décédée était mariée, indiquer l'âge de son (sa) conjoint (e)   A A A

14. Adresse du domicile de la personne décédée   N°   Rue   Municipalité, province ou pays   Code postal

15. Nom de famille de la mère (selon l'acte de naissance)

16. Prénom usuel de la mère

17. Nom de famille du père

18. Prénom usuel du père

CERTIFICATION MÉDICALE DU DÉCÈS

19. Date et heure du décès   A A A A M M J J H H M M

20. Sexe de la personne décédée   Masculin   Féminin   Indéterminé

21. Avis au coroner (voir l'aide-mémoire au verso de la copie 1)   Oui   Non

Intervalle approximatif entre le début étiologique et le décès ▼

22. Causes du décès

1. Maladie ou affection morbide ayant directement provoqué le décès*   a) .... due à (ou consécutive à)

Antécédents. Affections morbides ayant éventuellement conduit à l'état précité, l'affection morbide initiale étant indiquée en dernier lieu   b) .... dues à (ou consécutives à)
c) .... dues à (ou consécutives à)
d) .... (cause initiale)

2. Autres états morbides importants ayant contribué au décès, mais sans rapport avec la maladie ou avec l'état morbide qui l'a provoqué

* Il ne s'agit pas ici du mode de décès, par example: défaillance cardiaque, syncope, etc., mais de la maladie, du traumatisme ou de la complication qui a entraîné la mort.

23. Y a-t-il eu autopsie?   Oui   Non

24. Présence de radio-isotopes   Oui   Non

25. S'il s'agit d'une femme, le décès est-il survenu au cours d'une grossesse ou dans les 42 jours?   Oui   Non

26. Si mort violente, cocher
À DES FINS STATISTIQUES SEULEMENT   Accident   Suicide   Homicide

Si oui, la certification de la cause du décès tient-elle compte de l'information fournie par l'autopsie?   Oui   Non

27. Personne décédée atteinte d'une maladie à déclaration obligatoire   Oui   Non   Préciser

28. Lieu (ferme, usine, etc.) et circonstances (noyade, strangulation, etc.)

29. Qualité de l'auteur de la certification médicale   Médecin   Coroner   Autre

30. Nom de famille et prénom usuel de l'auteur de la certification médicale

31. N° de téléphone où l'auteur peut être rejoint   Indicatif régional   ( )

32. Adresse (n°, rue, municipalité, province)   Code postal

14. Plan de soins interdisciplinaire - Prothèse totale de la hanche

Outil de gestion du processus de soins pour arthroplastie de la hanche utilisé au Centre hospitalier Anna-Laberge.

Centre de santé et de services sociaux
Jardins-Roussillon

Centre hospitalier Anna-Laberge

PLAN DE SOINS MULTIDISCIPLINAIRE
FRACTURE DE LA HANCHE/ ARTHROPLASTIE DE LA HANCHE

Diagnostic : Fx hanche □   Arthrose □

Antécédents :

Date d'admission : _____   Intervention chirurgicale : _____   Hanche □gauche   □droite

Personne(s) à avertir : _____   Milieu de vie : maison □   app. □   CHSLD □   pav. privé □

Précaution(s)/particularités :

Prévention des infections : _____   □ inversée   □ contact   □ gouttelettes   □ aériennes

ALLERGIE(S) :

Code bleu : □non   Date _____

Glucomètre _____   Date _____

O₂ _____   Inspiromètre : pré et post opératoire

Pointage risque de plaie _____
≥ 15 = non à risque
14 à 14 = risque modéré
≤ 12 = risque élevé ⇒ matelas antiplaie □
⇒ talonnières □

Admission + pré-op	Jour 1 : Salle d'opération	Jour 2 : Post-op 1 :	Jour 3 Post-op 2 :
SV : 08-14-18-22	SV selon protocole	SV : 02-06-10-14-18-22 ou selon protocole	SV : 08-14-18-22 ou selon protocole
Croisement	NPO	Diète progressive ou	Diète au goût ou
Installer sonde vésicale en drainage libre	Rasage + brossage hanche opérée (si arthrose) 1 hre pré-op	Si Hb < 8,5 transfuser _____ culots(s)	Si Hb < 8,5 transfuser _____ culots(s)
Traction 5 lbs M.I. _____ (sauf arthrose)	**Post-op**	Sonde en drainage libre	Enlever sonde vésicale 06h00
Diète	SV selon protocole	Dosage ingesta-excreta	Bladder scan PRN
Dosage ingesta-excreta (pour fx seulement)	ACP □	Hémovac doser q 8 hres	Cathétérisme q 6 hres PRN
Vérifier CCSM 08-14-18-22	Bloc plexique □ en continu □ dose unique en sop	Premier levé □	Dosage ingesta-excreta
Repos au lit	Autres _____	ou	Dosage Hémovac à 07h00
	Sonde en drainage libre	Repos au lit □	Cesser Hémovac à 10h00

Jour 4 Post-op 3 : _____	Jour 5 Post-op 4 : _____	Jour 6 et + Post-op 5 et + à partir de ___/___/___
SV : 08-14-18-22	S.V. : 08-20 (si stable)	S.V. : 08-20 (si stable)
Diète au goût ou	Diète au goût ou	Diète au goût ou
Si Hb < 8.5 transfuser _____ culot(s)	Si Hb < 8.5 transfuser _____ culot(s)	Si Hb < 8.5 transfuser _____ culot(s)
Bladder scan PRN	Bladder scan PRN	Bladder scan PRN
Cathétérisme q 6 hres PRN	Cathétérisme q 6 hres PRN	Cathétérisme q 6 hres PRN
Cesser dosage ingesta-excréta	Surveillance élimination intestinale	Surveillance élimination intestinale
Surveillance élimination intestinale	Pansement sec hanche _____ die (laisser la plaie à l'air si sèche)	Pansement sec hanche _____ die (laisser la plaie à l'air si sèche)
Pansement sec hanche _____ die	Lever au fauteuil q repas	Lever au fauteuil q repas
Lever au fauteuil X 2	Marchette	Marchette
Marchette	Augmenter progressivement la mobilisation	Augmenter progressivement la mobilisation
Coussin d'abduction ☐ (si prothèse)	Coussin d'abduction ☐ (si prothèse)	Coussin d'abduction ☐ (si prothèse)
MEC _____ M.I. _____	MEC _____ M.I. _____	MEC _____ M.I. _____
Vérifier CCSM q 8 hres	Vérifier CCSM q 8 hres	Vérifier CCSM q 8 hres
Bilan septique (Hélios) si T° ≥ 38,5°C	Bilan septique (Hélios) si T° ≥ 38,5°C	Bilan septique (Hélios) si T° ≥ 38,5°C

Spécifications :

- À partir du jour 5, laisser la plaie à l'air si sèche.
- Fait le _____
- Coussin d'abduction au lit ou oreiller entre les jambes au fauteuil (pour prothèse seulement)
- Cesser agrafes jour 10 _____
- Ø de stéri-strips

Changer pansement 10h00	MEC ____ M.I. ____	Dosage ingesta-excréta
Lever au fauteuil X 1	Hémovac ☐ doser q 8 hres	Mobiliser q 2 hres PRN
Marchette	Mobiliser au lit q 2 hres	Consultations : inf. liaison
Coussin d'abduction ☐ (si prothèse)	Aviser si écoulement excessif (> 100 ml/hre)	service social physio
MEC ____ M.I. ____	Renforcer pansement PRN	Renforcer pansement PRN	ergo
Bilan septique (Hélios) si T° ≥ 38,5°C	Coussin d'abduction ☐ (si prothèse)	Coussin d'abduction ☐ (si prothèse)
	Vérifier CCSM q 4 hres	Vérifier CCSM q 4 hres

Surveillance : * apparition des signes de thrombose profonde
* apparition des signes d'infection de la plaie
* apparition d'un hématome au niveau de la hanche opérée

Divers

Perfusion

Installée le : _____

À changer le : _____

Nom _____   No chambre _____   Médecin _____   **VERSO**

15. Justification d'une mesure de contrôle et consentement aux soins

Pour justifier une mesure de contrôle telle une contention, ainsi que l'autorisation d'y recourir.

FORMULAIRE - **Demande de consentement**
Partie A- pour une contention physique
Partie B- pour un positionnement utilisant des moyens de contention physiques (résidents sans curatelle)

- À verser au dossier, section des renseignements généraux -

Partie A : Consentement pour contention physique

1. Identification de la personne contentionnée

Nom : _____   Résidence YB ☐   unité __   Apte ☐
                                       RM ☐   unité __   Vers l'inaptitude ☐
                                       LR ☐   unité __   Inapte ☐

2. Justification de l'utilisation de moyens de contention :

- Maintien d'un traitement médical ☐   - Agression d'autrui ☐
  au plan physiologique
- Risque élevé de chutes ☐   - Automutilation ☐
- Agitation non usuelle et inexpliqué ☐
  avec risque imminent de blessure   Autre : _____
  pour la personne   _____

3. Moyen(s) retenu(s) parmi ceux décrits dans la politique

#1   ceinture au lit ☐   #7   Tablette au f. roulant ☐
#2   ceinture au f. rég. ☐   #8   Tablette au f. gér. ☐
#3   ceinture au f. roulant ☐   #9   Base roulante ☐
#4   ceinture au f. gér. ☐   #10 Fauteuil gér. ☐
#5   ceinture sur la toilette ☐
#6   ceinture à la ch. d'aisance ☐

4. Paramètres d'application

Celles décrites au point 5 du formulaire intitulé « Contention physique en contexte d'intervention planifiée »
ou « non planifiée ».

5 Consentement

Personne qui consent :	Personne qui refuse :
Le résident ☐	Le résident ☐
Le représentant ☐	Le représentant ☐

_____   _____   _____
nom de la personne qui consent   signature   date
(lettres carrées)

_____   _____   _____
obtenu par : (lettres carrées)   signature   date

1.   **Identification de la personne positionnée**

Nom :_____

	Résidence			
	YB ☐	unité ___	Apte	☐
	RM ☐	unité ___	Vers l'inaptitude ☐	
	LR ☐	unité ___	Inapte	☐

2.   **Justification de l'utilisation des moyens de contention à des fins de positionnement**

- Perte de tonicité ☐   - Mouvements involontaires spastiques ☐
- Déformation physique ☐   - Autre :_____
- Glissements ☐   _____

3.   **Moyens de contention retenus à des fins de positionnement**

-ceinture régulière :   au faut. rég. ☐   -ceinture pelvienne :   au faut. rég ☐
                           au faut. roul. ☐   au.faut. roul. ☐
                           au faut. gér. ☐   au faut. gér. ☐
                           à base roulante ☐   à base roulante ☐
                           à chaise berçante ☐   à chaise berçante ☐

-tablette :   au faut. roul. ☐   -bretelles :   au lit ☐
               au faut. gér. ☐   au faut. rég. ☐
               à base roulante ☐   au faut. roul. ☐
                                                    au faut. gér. ☐
                                                    à base roulante ☐

-fauteuil gériatrique   ☐

-base roulante   ☐

4.   **Consentement**

Personne qui consent :		**Personne qui refuse :**	
Le résident	☐	Le résident	☐
Le représentant	☐	Le représentant	☐

_____   _____   _____
nom de la personne qui consent   signature   date
     (lettres carrées)

_____   _____   _____
obtenu par : (lettres carrées)   signature   date

16. Plan de soins infirmiers

Exemple de feuille informatisée comprenant le plan de soins, les éléments de surveillance spécifique, la médication et les notes d'observation.

page 1	Émis le 06-02-09 à 13:17		

CHA-Pavillon Verdun
FEUILLE D'ADMINISTRATION
DES MÉDICAMENTS

H 0001589-8

1990-11-13
MOISAN   LANDRY
MICHEL

Dx Médical : (ACV) ACCIDENT CEREBRO-VA
Renseignements cliniques : hta, dlp, tabac actif, hypot4,osteoporose. se reveil. le
19 avec paral. coté gche puis dysarthrie. Somnol.
baillement. Admise au sic le 06/01/20.

1948-06-02 Age: 57   M   (514) 767-3264
454 rue Sicard #3
VERDUN
LESAGE, DOMINIQUE

123 456 789

Allergies : Aucune allergie
Code d'évacuation : Rouge
Code de réanimation : Oui
Type de séjour : Courte durée

MédiSolution, Médecin
Téléphone(s) d'urgence: (514) 343-1263

9937-2   Unité 9 Nord

06-02-10 au 06-02-11
24 heures

Ordonnances	Médication	■ = Médicament ATC	
#2004162 SC/CED	1) HEPARINE 10,000 U/ML AMP. 0.5 ML(5000 U) SOUS- CUTANE AUX 12 HEURES DONNER LE MATIN A DROITE DONNER LE SOIR A GAUCHE	PINCER REPLI DE LA PEAU, INTRODUIRE L'AIGUILLE A 90 DEGRES,INJECTER DOSE, PRESSER LE SITE 10 SEC. HEMORRAGIE 2006-02-07 21:00, 2006-02-10 16:00	09:00 ☐
#1992384 PO/CED	2) (SYNTHROID 0,05 MG COMP.) LEVOTHYROXINE SOD 0.05MG 1 COMP.(0,05 MG)	■ 1 FOIS PAR JOUR HYPERTHY,PALPI,PERT POIDS 2006-01-19 11:33, 2006-07-18 16:00	09:00 ☐
#2003103 PO/CED	3) NYSTATIN 100000U/ML 50ML 5 ML PAR LA BOUCHE APRES REPAS ET AU COUCHER **** BIEN AGITER ****	FAIRE GICLER DANS LA BOU- CHE QUELQUES SECONDES ET ENSUITE AVALER. NAUSEE,VOMISS.,DIARRHEE 2006-02-05 18:00, 2006-02-12 16:00	10:00 ☐ 13:00 ☐
#1993863 REC/PRN	4) (TYLENOL 650MG SUPP) ACETAMINOPHENE 650MG SUPP 1 SUPPOSITOIRE RECTAL	AUX 4 HRES * SI BESOIN * SI TEMP > 38.5 MAXIMUM 4G/JOUR 2006-01-21 14:01, 2006-07-20 16:00	☐ ☐ ☐ ☐
#1998744 VL/CED	5) (CARDIZEM 60 MG COMPRIME) DILTIAZEM 60 MG 1 CO.(60 MG) 3 FOIS	■ PAR JOUR VIA LEVINE NAUSEES,ARYTHMIES 2006-01-29 22:00, 2006-07-28 16:00	14:00 ☐
#2001102 VL/CED	6) (ASPIRIN 80 MG COMPRIME) A.A.S.80MG* 1 CO.(80 MG) 1 FOIS	■ PAR JOUR VIA LEVINE IRRIT.G.I. 2006-02-02 12:17, 2006-07-28 16:00	09:00 ☐
#2004899 VL/CED	7) (PREVACID 3MG/ML SUSP.) LANSOPRAZOLE 3MG/ML SUSP. 10 ML (30 MG) 1 FOIS	PAR JOUR VIA LEVINE DIARRHEES,CEPHALEES 2006-02-08 12:51, 2006-07-28 16:00	08:30 ☐
#2004900 VL/CED	8) (DILANTIN 125 MG/5ML SUSP.) PHENYTOIN 125MG/5ML SUSP 4 ML (100 MG) 3 FOIS PAR	JOUR, VIA LEVINE ATAXIE,CEPHALEES,NAUSEES 2006-02-08 17:00, 2006-07-28 16:00	09:00 ☐ 12:00 ☐

Voie d'adm.	Médication		Fréquence	Heures d'administration

265

17. Paramètres cliniques

Cette feuille sert à enregistrer des paramètres fondamentaux, l'évaluation de la douleur et la surveillance relatives à l'administration d'opiacés.

Centre de santé et de services sociaux
du Sud-Ouest-Verdun

PARAMÈTRES CLINIQUES
(Courte durée)
Cocher les facteurs de risque de dépression respiratoire :

☐ Personne âgée (+ 75 ans)   ☐ Obésité morbide (IMC > 40)
☐ Naïf aux opiacés (débuté < 1 sem.)   ☐ Insuffisance rénale
☐ Maladie pulmonaire   ☐ Traumatisme crânien
☐ Apnée du sommeil
☐ Prise concomitante de médicaments dépresseurs du SNC

Année : _____   DATE :
Mois : _____   HEURE :

SIGNES VITAUX	Pression artérielle	
	F.C.	
	T° B: buccale R: rectale	
	F.R. (/min.)	
	SaO₂ (%)	
	O₂ (%)	
	Résultat de glycémie capillaire (mmol)	
DOULEUR	Provoquée par : R : au repos M : à la mobilisation	
	Qualité (sensation)*	
	Région / Irradiation :	
	Sévérité (0 à 10)	
	Temps : C : constante E : épisodique	
SURVEILLANCE OPIACÉS (TIMBRES, P.O., S/C, I.M., I.V.)	Amplitude respiratoire : P : profonde S : superficielle	
	Ronflements : O : oui N : non	
	Échelle de sédation : S : Sommeil normal, s'éveille facilement 0 : Alerte 1 : Parfois somnolent, s'éveille facilement	
	2 : Fréquemment somnolent, s'éveille à l'appel 3 : S'éveille difficilement à l'appel et à la stimulation manuelle	
	Effets secondaires : A : Aucun * : Voir notes	
	Selles (consistance / quantité)*	
	Miction	
	[Taille (m) _____] Masse (kg)	

* LÉGENDE :

__Douleur : Qualité (sensation)__ :   T : Tiraillement   CC : Coup de couteau   PULS : Pulsation   CE : Choc électrique   B : Brûlure
C : Crampe   S : Serrement   PINC : Pincement   PNT : Point   E : Élancement   PIC : Picotement   PES : Pesanteur

__Selles__ : Consistance : L : Liquides   M : Molles   F : Formées   /   Quantité : 0 : Aucune   P : Peu abondantes   N : Normales   A : Abondantes

PARAMÈTRES CLINIQUES

CSSS SOV/DSI/230A/2008-02

266

ANNEXE II

Liste d'abréviations utiles

Accident vasculaire cérébral	AVC
Centre hospitalier	CH
Centre hospitalier de soins de longue durée	CHSLD
Centre local de services communautaires	CLSC
Col de l'utérus	Cx
Facteur rhésus	Rh
Postopératoire	postop.
Prémédication	préméd.
Préopératoire	préop.
Plaque simple de l'abdomen	PSA
Quadrant supéro-externe droit	QSED
Quadrant supéro-externe gauche	QSEG
Rendez-vous	R.-V.
Résection transurétrale de la prostate	RTUP
Résection transurétrale de tumeur vésicale	RTUTV
Staphylocoque	staphylo.
Streptocoque	strepto.
Symptôme	Sx
Trachéotomie	trachéo.

INDEX

269